Von Spiegeln, die aufeinandertreffen,
weiß man, dass sie sehr staunen
über das dürftige Bild und die Leere
im Augenblick der Kongruenz

Was ich von unserer Begegnung halte,
willst du wissen?

Detlef Meyer | Eitle Frage

Herstellung: Books on Demand GmbH
ISBN 3-8330-0398-7

Arnd Schoeneberg

Kunsttherapie als subjektorientierter Prozess

Eine unendliche Annäherung

Brühl 2003

Inhalt

Eine unendliche Annäherung: Einleitung

In dieser Arbeit werden aus unterschiedlichen Perspektiven ‚Mechanismen' der Kunsttherapie auf der theoretischen Grundlage semiotisch-ästhetischer Erkenntnistheorie betrachtet. Es ist der Versuch Kunsttherapie als subjektorientierten Prozess aufzufassen und diese radikale Prämisse als Ausgangspunkt für eine Revision bestehender und die notwendige Generierung neuer Begriffe zu nutzen.

Die Semiotik ermöglicht es, Äußerung und Bild eines Menschen – Verhalten und materiales Produkt eines Klienten – als ‚Zeichen' aufzufassen. Damit wird eine präzise und umfassende Analyse der ‚Aussagen' auf einer gleichberechtigten Ebene möglich. Die Unterscheidung in verbale und non–verbale, Sprache und Material wird in ihrer Bedeutung für eine kunsttherapeutische Theoriebildung stark verändert. Sie wird nicht irrelevant, aber es muss keine Gewichtung zugunsten der Verbalisation unbewusster Inhalte in Bildern bzw. der Notwendigkeit kathartischer Prozesse durch die Bearbeitung von Material für eine effektive Therapie bzw. eine Erkenntnis stattfinden.

Der nächste Schritt ist die Bestimmung von ‚Weltrepertoir' und ‚Zeichenrepertoir' als identisch (vgl. Bayer 1994) bzw. die Feststellung, dass Gedanken- und Dingwelt, die gleichen Prinzipien haben (vgl. Bense 1979) und die Unterscheidung zwischen beiden eine ‚Setzung' darstellt. Damit ist die Erläuterung des titelgebenden Begriffs möglich: Ch. S. Peirce hat das Zeichen des Individualbegriffes als eine spezielle Form von Allgemeinbegriffen bestimmt. Dieses Zeichen ist der Spezialfall der symbolischen Darstellung. Es erhält nur innerhalb eines Gebrauchskontextes, z.b. des Kunsttherapieprozesses, eine Spezifikation. Diese Spezifikation nennt Peirce auch ‚collateral observations'. Sie stellt die einzige Möglichkeit dar, einen Begriff eines Einzeldinges zu bilden der immer nur eine ‚Näherung' sein kann. Für die Kunsttherapie ist entscheidend, dass „das vom Autor geäußerte Zeichen zumindest funktional mit dem vom Interpretanten aufgenommen Zeichen äquivalent" ist. (Pape 1989: 334) Aber die stattfindenden Prozesse stellen nur eine ‚unendliche Annäherung' dar: „Realität ist einerseits der Grenzwert einer Folge von Repräsentationsprozessen, andererseits ist sie aber gleichermaßen auch eine Außerhalb des Bewusstseins existierende Voraussetzung; man nähert sich durch induktives Schließen der Wahrheit, also der adäquaten Repräsentation an, ohne ihr jedoch ganz sicher zu sein; letztlich besteht sie in einer Übereinkunft." (Walther 1989: 64)

Die Kapitel des ersten Teils dieser Arbeit befassen sich zunächst mit der Theorie: die Frage nach dem ‚Warum' kunsttherapeutischen Handelns (Bildreize – Reizbilder), den semiotischen Grundlagen für eine Kunsttherapie (Semiotik und Kunsttherapie) und den Möglichen Erkenntnissen für die Kunsttherapie in der ästhetischen Theoriebildung Konrad Fiedlers (Die Sichtbarkeitsgestaltung). Im zweiten Abschnitt folgen Kapitel, die sich mit einzelnen ‚Phänomenen' bzw. ‚Mechanismen' befassen und in denen z.T. neue Begrifflichkeiten generiert werden. Diese dienen immer dazu einen neuen Blick auf die Prozesse in der Kunsttherapie zu ermöglichen. Die aufgezeigten Perspektiven sind nicht vollständig, sind erweiterbar und sollen die Diskussion um eine eigenständige, effektive Theoriebildung in der Kunsttherapie befördern – das Anliegen ist die notwendige Veränderung und Weiterentwicklung kunsttherapeutischer Theoriebildung. Auch in diesem Sinne: ‚eine unendliche Annäherung'.

Allen Freunden, die mich motiviert haben weiterhin über Kunsttherapie nachzudenken, möchte ich für Ihre Unterstützung danken. Katja Friehe hat wieder die Druckvorbereitungen übernommen. Danke!

Die Titelabbildung stammt aus einer eigenen Fotoserie über Liège (Werbeplakat: Ausschnitt) 2002.

Die Auslöser kunsttherapeutischer Bildbetrachtung: Bildreize – Reizbilder

Auslöser | Fragen |Theoretische Basis |Analyse der bestehenden Situation kunsttherapeutischer Theoriebildung | Formen der methodisch–theoretischen Einbindung des Bildreizes – Reizbildes | Antworten

Auslöser

In der kunsttherapeutischen Theoriebildung wird auf einen Auslöser kunsttherapeutischer Interventionen – die Bildbetrachtung auf der Seite des Therapeuten – wenig oder gar nicht eingegangen. Kriterien werden nicht definiert, auch das Kriterium ‚Intuition' oder ‚Erfahrung' wird nicht ausdrücklich benannt. So stellt sich insbesondere im Hinblick auf die zunehmende Anzahl sogenannter Evaluationsstudien in der Kunsttherapie die Frage:

Was ist der Auslöser für die Betrachtung eines Bildes unter kunsttherapeutischen Gesichtspunkten? Welche Kriterien lassen sich aus den bestehenden, d.h. ‚funktionalen' oder ‚effektiven' Methoden bzw. kunsttherapeutischen Ansätzen extrahieren? Welche Möglichkeiten für die Praxis eröffnet die theoretische Analyse dieser Auslöser?

Auf die visuellen Komponenten im Sinne des ‚physiologischen Reizes' soll hier nicht ausführlich eingegangen werden. (vgl. dazu z.b. spezielle Untersuchungen: Trevor-Roper [1970] 2001; Vernon [1977] 1997)

Der Begriff „Bildreiz" stammt aus theoretischen Überlegungen zur Ästhetik verschiedener philosophischer bzw. kunsttheoretischer Richtungen und der „Kunstpsychologie" bzw. besser „Wahrnehmungspsychologie" (vgl. Kobbert 1986: 8) und soll für die kunsttherapeutische Forschung zunächst näher betrachtet werden. Voraussetzung für die Diskussion ist es die 'Wahrnehmung' als 'Hypothese' zu bestimmen. Eine Hypothese, auf der Repräsentationen aufbauen. (vgl. Gregory [1998] 2001)

In den Untersuchungen der experimentellen oder empirischen Ästhetik in den 70er Jahren wurde nach einer regelhaften Abhängigkeit von Gefühlsreaktionen und Stimulusobjekten, d.h. Farb- und Formelemente (experimentelle Ästhetik) bzw. Bildern (empirische Ästhetik) geforscht. Die diesen Untersuchungen zugrunde liegenden Hypothesen angeborener Gefühlsmechanismen, evtl. mit einer Abhängigkeit von bestimmten Persönlichkeitsfaktoren, sind bis heute nicht überzeugend nachweisbar. Außer einer relativen Abhängigkeit im Sinne von Tendenzen in den Gefühlsreaktionen, u.a. bedingt durch kulturelle Einflüsse, sind keine signifikanten Zusammenhänge erkennbar: „Das hundertjährige Vorhaben der experimentellen und empirischen Ästhetik, die Gültigkeit der Postulate einer philosophischen Gefühlsästhetik am Menschen wissenschaftlich zu überprüfen, ist damit gescheitert." (Götz et al. 1972: 47)

Nachweisbar sind zeitliche Zusammenhänge, in denen ein Adaptionsniveau (vgl. Berlyne 1971) besteht. Beim Betrachter besteht für einen bestimmten Zeitraum eine bestimmte Erwartung für nachfolgende Stimuli. Gefühlsreaktionen sind in diesem Sinne nicht von Verhaltensnormen, sondern von individual–situativen Prozessen ('Bedürfnisse', vgl. Maslow 1977) abhängig.

Die Frage nach der Entstehung aktiven menschlichen Verhaltens und damit der Reaktion auf Bildreize–Reizbilder wird in Abhängigkeit von der wissenschaftlichen Forschungsrichtung und im Verlaufe der Forschungsentwicklung unterschiedlich beantwortet. Wichelhaus (1989) bestimmt mit Maslow die Antriebsstruktur als Basis des Verhaltens im Sinne einer daraufhin entwickelten verhaltenssemiotisch basierten ästhetischer Reizverarbeitung. Als Basis wird ein Aktiva, ein angeborenes Handlungspotential zugrundegelegt, dass „durch endogene (innere Sinnesreize, zentralnervöse Instanzen, Hormone) oder aber exogene Reize, die sich aus spezifischen Situationen ergeben, ausgelöst werden" kann. (28)

Die Charakterisierung von ästhetischen Zuständen durch strukturale Eigenschaften wie Ordnung/ Chaos, d.h. einer Kategorisierung von ästhetischen Reizen im Zusammenhang mit experimenteller psychologischer Ästhetik oder Ansätze zu objektbezogener Ästhetik, bezieht in die Wirkung immer sowohl das spezifische Reizpotential, als auch das individuelle Reizrezeptionsniveau mit ein. Berlyne (1971) spezifiziert für ästhetische Reize ‚extrinsic exploratory behavior‛: Durch dieses Verhalten werden Stimuli mit notwendigen biologischen Informationen gefiltert. Dieses konstituiert ‚intrinsic exploratory behavior‛: Verhalten, dass bestimmte Stimuli (exploratory respons) besonders hervorhebt. Dieses Verhalten ist in drei Hauptformen unterteilt: ‚receptor–adjusting responses‛: Positionsveränderung der reizaufnehmenden Organe; ‚locomotor exploration‛: Effektivitätssteigerung der Reizaufnahme; ‚investigatory responses‛: verbesserte Reizaufnahme durch Manipulation am Objekt. (99) Die Informationsredundanz (confusing information) der Exploration erzeugt eine bestimmte Motivation, die von Berlyne in ‚perceptual curiosity‛ bei ‚nichtsymbolischer‛ Stimulation, und ‚epistemic curiosity‛ bei symbolischen Strukturen differenziert wird. (100) Im weiteren Explorationsprozess geht es entweder um die spezifische Exploration im Sinne einer Informationskonzentration bzw. einer Konfliktbeseitigung oder um die diverse (unspezifische) Exploration, die auf ein ästhetisches Verhalten mit ‚moderate arousal increment‛ angelegt ist. Beide Explorationsarten verbinden sich im Alltag, da sie durch ähnliche Stimuli angeregt werden und nach Berlyne die Voraussetzung für ästhetisches Verhalten sind.

Die Differenzierung in symbolische und nicht-symbolische ‚Stimulation‛ lässt sich, wenigstens zunächst, auch für den Bereich der Kunsttherapie nachweisen.

Grundlegend scheint es die Notwendigkeit der Verwendung eines ‚Instrumentes‛ in der Kunsttherapie zur Einschätzung eines Menschen bzw. seines materialen Produktes durch den Betrachter zu sein, die dazu führt ‚Kriterien‛ bzw. eine ‚Regelmäßigkeit‛ in der Kommunikation darüber einzuführen.

Die Betrachtung und der Einsatz von ‚Kriterien' geschieht zumeist in Abhängigkeit von einer speziellen Situation (Therapie, Institution) und der Erkenntnis über Krankheiten und Krankheitsverläufe bzw. der Erkenntnis über die Person und Persönlichkeitstheorien. Im o. a. Sinne also in Formen der symbolischen oder nicht-symbolischen Stimulation. Wobei hier Symbol als Codierung bestimmter gelernter Inhalte aufgefasst wird. Die Entwicklung und Anwendung dieser Kriterien lässt sich sowohl für drei Ebenen vornehmen: |1| Patientenorientiert, |2| Umfeldorientiert, |3| Prozessorientiert, so wie semiotisch als Adjunktion (Reihung), Superisation (‚Neu-Zeichen'-Bildung) und Iteration (Zeichensystementwicklung) bestimmen. (vgl. Schoeneberg 2002) Damit entsteht die Möglichkeit das jeweilige Reizbild bzw. den jeweiligen Bildreiz für die Kunsttherapie bzw. kunsttherapeutischen Prozess einzuordnen und auf einer übergreifenden erkenntnistheoretischen Basis zu analysieren.

Ein Sonderfall für die Frage nach dem Bildreiz–Reizbild stellt die ‚nachträgliche' Betrachtung von Bildern infolge verifizierter Erkenntnis über Krankheiten/ Krankheitsverläufe oder der Verifizierung von (kunsttherapeutischen) Theorien der Bildanalyse, bei z.B. psychisch erkrankten Künstlern dar.

Fragen

Im Zusammenhang mit der skizzierten Problematik stellen sich eine Vielzahl weiterer Fragen:

Welche Elemente eines Bildes werden für die Analyse bestimmter kunsttherapeutischer Interventionen ausgewählt? In welchem Verhältnis befinden sich die ausgewählten Elemente zu den nicht ausgewählten? Welche Korrelationen in der ‚kunsttherapeutischen Situation' existieren?

Der Bildreiz oder das Reizbild ist:

- bestimmt durch die individuelle Analyse bzw. das Instrument des Betrachters (Therapieschule, theoretische Fundierung, ‚Ideologie');

Notwendig ist eine:

- Zielgerichtete Analyse, d.h. die Situation/ Institution gibt eine ‚Fragestellung' vor, für die das Instrument des Betrachters verwendet wird;

Möglich ist außerdem die:

- Meta-personale Analyse, z.b. von Motiv-Serien (Fische, Bäume...), Alter, Krankheit, Situation, Behandlung, der Evaluation therapeutisch-praktischen Vorgehens oder theoretischer Konzeptbildung

Ist jedes Bild, das ein Therapeut in einem kunsttherapeutischen Prozess sieht, ein zu interpretierendes? Findet eine Unterscheidung in Bildgegenstand und Material statt?

Interpretiert der Kunsttherapeut jedes Bild? Ist die ‚Betrachtung' gleichzusetzen mit ‚Interpretation'? Gibt es bestimmte eigene bzw. übernommene Interpretationen (Standards), die auf verschiedenen Bilder einer Serie angewendet werden, ohne, dass eine wirkliche Auseinandersetzung mit dem ‚materialen Gegenstand' stattgefunden hat?

Welche individuelle Kriterien legt der Therapeut fest, um einen Zustand zu erkennen, der eine Revision seiner Interpretation eines materialen Produktes auslöst? Woran orientiert sich ein Kunsttherapeut dabei? Sind es die Standards aus der Fachliteratur, die im Bereich der Kinderzeichung mittlerweile für scheinbar jede Altersgruppe, Problematik und therapeutische Situation ein Interpretationsschema vorlegt?

Spielen Erkenntnisse aus anderen als kunsttherapeutischen Erfahrungen eine Rolle? Und wenn: welche?

Welche ‚Beziehung' besteht zwischen materialem Gegenstand, Bildgegenstand, Situation und Erfahrung des Kunsttherapeuten? Ist dies als ‚ästhetisches Verhalten' zu definieren bzw. theoretisch zu bestimmen?

Gibt es Klientenbilder, die dem Kunsttherapeuten einen kalkulierten Reiz anbieten? ‚Spielen' Klienten mit dem ‚Reaktionsverhalten' des Therapeuten? Muss sich die Definition von ‚Reiz' demzufolge verändern?

Theoretische Basis

Eine semiotische Betrachtungsweise ästhetischen Verhaltens ermöglicht die aufgezeigten vielfältigen Faktoren auf eine theoretische Grundlage zurückzuführen. In der Biosemiotik werden biologische Prozesse als Zeichenprozesse interpretiert. Sie ermöglicht die Bestimmung der Begriffe ‚Reiz' und ‚Wahrnehmung' unabhängig von psychologischen, psychoanalytischen o.ä. Theorien. Mit Peirce ist der Übergang von einer ‚dyadischen Beeinflussung' (Zufall, Wirkung, Abhängigkeit) in eine triadische Interaktion gegeben, wenn Organismen „einen wahrgenommen Stimulus in bezug auf ein Ziel interpretieren, welches sich von diesem Stimulus selbst unterscheidet." (Nöth 2000: 255) Als Semiose ist damit jede Interaktion eines Organismus mit der Umwelt bestimmt, die zielgerichtet ist, ohne dass Bewusstsein oder eine weiterreichende Intention vorhanden sein muss. Eine derart grundlegende Definition ermöglicht eine offenere und konstruktivere Betrachtung verschiedener weiterreichender Zusammenhänge im Bereich ‚Bild', Kommunikation bzw. Ästhetik, als dies bei einer anderen theoretischen Grundlagen möglich wäre, die notwendig bestimmte z.b. Persönlichkeitstheorien einschließen.

Die Darstellung der Kontexttheorie der Objekte (Pape 1989 nach Peirce) ermöglicht die Semiotik weiterhin als umfassende erkenntnistheoretische Begründung richtungsoffener kunsttherapeutische Prozesse einzuführen und lässt Rückschlüsse auf die dynamische Qualität des Zeichens ‚Reiz' zu:

> „Die Erfassung eines individuellen Objektes ist möglich, da Peirce die These vertritt, dass Individualbegriffe eine spezielle Form von Allgemeinbegriffen sind, so dass eine vollständige Spezifizierung eines Einzeldinges, auch nur eines Raumpunktes, durch Beschreibung ausgeschlossen ist.' Die Darstellung eines individuellen Objekts wird also lediglich a) durch einen prinzipiell unbegrenzten Prozess der Darstellung angenähert und b) durch diesen Prozess zu jeder Zeit unbestimmt, d.h. allgemein charakterisiert." (Pape 1989: 304f.)

In diesem Sinne lässt sich sagen, dass der ‚Reiz' in Abhängigkeit vom individuellen Objekt durch einen prinzipiell unbegrenzten Prozess der Wahrnehmung angenähert und durch diesen Prozess zu jeder Zeit parallel zum individuellen Objekt allgemein charakterisiert wird. ‚Reiz' ist in dieser Auffassung in der Terminologie von Peirce ein ‚Sinzeichen' (individuelles Zeichen). ‚Reiz' wird dabei nicht zum ‚Legizeichen' (Gesetz, regelhaft), da es nicht durch das Sinzeichen eindeutig bestimmt werden kann. (vgl. Nöth 2000: 65)

Pape ordnet die bestehenden Erklärungsversuche auf der Grundlage des Pragmatizismus (Peirce) ein:

> „Jeder Lösungsversuch des Problems der Bezugnahme auf individuelle Objekte, der die Bezeichnung eines strikten Individuums versucht, geht nach Peirce von einer falschen Problemstellung aus. Es kommt ihm vielmehr darauf an zu zeigen, dass die Einzeldinge darstellenden Zeichenformen [individuelles Objekt. Anm.: A.S.] nichts anderes sind als Spezialfälle symbolischer Darstellung, für die spezielle Bedingungen gelten, durch die sie auf den Gebrauchs- und Erklärungskontext bezogen werden. Diese einschränkenden Bedingungen sind es, die sie zu Darstellungen von Einzeldingen machen." (Pape 1989: 305)

Demnach kann der ‚Reiz' als Form der Symbolisierung betrachtet werden. Die individuelle Reiz-Reaktion ist nur durch die spezielle Situation bzw. den Gebrauchs- und Erklärungshorizont determiniert. D.h. der Reiz ist als individuelles Objekt betrachtet genauso ein Spezialfall symbolischer Darstellung wie die ‚die Einzeldinge darstellende Zeichenform', dynamisch abhängig vom Einzelding auf das er sich bezieht, aber auch von der Situation in der er ‚ausgelöst' wird.

Analyse bestehender kunsttherapeutischer Theoriebildung

In den verschiedenen theoretisch dokumentierten Ansätzen der Kunsttherapie ist die Frage der Kriterien für die Bildbetrachtung bzw. die Integration des ‚materialen Produktes' in den Therapieablauf sehr unterschiedlich gelöst: Abhängig von der Bestimmung der Bedeutung des ‚materialen Produktes' für die Entwicklung, die Erkenntnis oder die Kommunikation von Klient und Therapeut werden Kriterien gesondert diskutiert oder als Teilaspekte therapeutischer Handlungskompetenz als ‚Allgemeinwissen', mit untergeordneter Bedeutung oder nicht explizit behandelt.

Im Folgenden sollen beispielhaft bestehende Auffassungen aufgezeigt werden, um die Bandbreite des Umgangs mit diesem Aspekt aufzuzeigen.

Betensky (1995) geht in ihrem Ansatz einer Phänomenologischen Kunsttherapie zunächst von der Hypothese aus:

> „Guided by art therapists who has no predetermined meanings in mind, clients untrained in art learn to look at their visual productions, and see in them the inner experience that guided their hands in the shaping of the art work. Seen serially, the art works become foci of therapy, part of which is change detected in the art works." (Preface)

Der bereits treffende Begriff 'visual productions' wird im Folgenden präzisiert durch den Begriff ‚materiales Produkt', da der Entstehungsprozess neben visuellen auch haptische Komponenten und die ‚Erinnerung' an den Prozess beinhaltet, die durchaus zum Produkt gehörig sind, durch diesen Begriff aber nicht umfassend dargestellt werden. Der Begriff ‚materiales Produkt' weist auch auf die möglichen ‚Produkte' anderer Genese während der Therapiesituation hin.

Die Auffassung von Betensky, dass das ‚materiale Produkt' bzw. der Kreative Prozess durch das ‚Aufeinanderfolgen' – das entstehen einer ‚Serie' – bestimmend in den Mittelpunkt der Therapie gerückt wird, zeigt auf, dass es sich hierbei um die ‚Kreation' eines Erfahrungshorizontes handelt. Einschätzung, Betrachtung und Reiz-Reaktion auf die materialen Produkte werden im Zusammenhang mit der fortschreitenden Therapiesituation entwickelt. Die Auffassung, dass der Kunsttherapeut keine vorgefasste Meinung besitzt, wenn er die Therapie initialisiert, ist die Idealisierung, ein Modell phänomenologischen Wahrnehmens.

Formen der methodisch–theoretischen Einbindung des Bildreizes–Reizbildes

Zunächst lassen sich die Untersuchungen anführen, die im Sinne der o.a. ‚intraindividuellen Ebene', die verbale Komponente des ‚Bildreizes' untersucht haben:

Harms (1946) und Rhyne (1979) haben Versuche mit Reizauslösern und deren Auswirkung auf die ‚bildnerische' Produktion durchgeführt. Harms hat einfache Wortreize und Schrift-Linienführung ähnlich einer graphologischen Untersuchung analysiert. Dabei handelt es sich u.a. um (ethno-) psychologische Untersuchungen im Hinblick auf die Unterschiedlichkeit der Reaktionen von Menschen auf bestimmte Reize in verschiedenen kulturellen Zusammenhängen. Rhyne analysiert die auf Reizworte folgenden graphischen Darstellungen auf formaler Ebene unter kunstpsychologischen Gesichtspunkten.

Als nächster Schritt in der Analyse der Formen der Einbindung von Bildreiz–Reizbild erscheinen die Untersuchungen bzw. Methoden beachtenswert, die auf gegenseitige Beeinflussung abheben:

Die Idee des Katathymen Bilderlebens (Leuner 1989) basiert auf „Reiz–Bildern" — standardisiert und verbal präsentiert vom Therapeuten – übernommen und ausgeführt vom Klienten. Wenn man die umfängliche Diskussion um den

Begriff „Bild" beachtet, trifft vielleicht der Begriff „Vorstellungsreiz" oder ‚virtuelles Bild' hier mehr. In diesem Zusammenhang wird auch die Notwendigkeit der Differenzierung des Begriffes ‚visual production' von Betensky deutlich. Die Kommunikation zwischen Therapeut und Klient verläuft, gestützt durch das Gerüst der explizit als „Standardmotive" des Katathymen Bilderlebens bezeichneten Kommunikationsmöglichkeiten zunächst in festen Wegen, bevor die Kreativität des Klienten und des Therapeuten darin das Problem entdecken und der therapeutische/ Kreative Prozess beginnen kann.

Überraschende Ergebnisse liefert die Untersuchung im Bereich psychoanalytischer Behandlungsmethodik für die Frage nach der gegenseitigen Beeinflussung:

Die „Unbewusste Kommunikation" von Furrer (1969) als Beispiel für die sich auch material manifestierende Kommunikation zwischen Klient und Psychoanalytiker und umgekehrt dargestellt, erschließt zunächst die theoretische Möglichkeit einer Beeinflussung der jeweiligen materialen Produktion allein durch die „psychische Verbundenheit" von Klient und Therapeut. Dies kann psychoanalytisch gedeutet werden oder im Sinne der allgemeinen Semiotik als Produkt eines gemeinsamen Erfahrungshorizontes bestimmt werden. (vgl. Pape 1989; Schoeneberg 2002) Benedetti (1992) stellt diesen Zustand „identifikatorischer Entsprechungen" bzw. der psychischen Verbundenheit von Klient und Therapeut in Zeichnungen ebenfalls dar. (242f.) Für Benedetti liegt der Nutzen der ‚visuellen Veranschaulichung' im Sinne der semiotischen Auffassung eines Kommunikationsgeschehens in der „Eröffnung eines zweiten Kommunikationskanals vom Unbewussten zum Bewusstsein, eben des visuellen, [der] den psychotherapeutischen Prozess nachhaltig aktivieren kann." (241)

Konsequent genutzt werden die ‚Reizbild - Bildreiz' Verschränkungen in der Methode des ‚therapeutischen Spiegelbildes' nach Benedetti/ Peciccia (Benedetti 1992: 153ff; 214ff; Benedetti/Peciccia 1994a: 91ff und 1994b: 107ff): Sie basiert auf der direkten Reaktion auf einen Bildreiz/ ein Reizbild durch den Therapeuten.

Der Klient bekommt eine ‚direkte', formal stark angelehnte Antwort auf materialer Ebene durch den Therapeuten, der ein oder mehrere Bildelemente mittels Transparentpapier vom Bild des Klienten übernimmt und nicht nur durch die materiale Transformation verändert, sondern im Sinne einer therapeutischen Intervention mit einem bestimmten Inhalt füllt. Erst durch die „eigene graphisch-visuelle Ausdrucksebene" kann der Therapeut im Sinne der ‚Gestalt', diese vom Patienten material geformte erfassen. (Benedetti 1992: 241)

Diese Festlegung des ‚entscheidenden' Reizes und die direkte - auf der materialen Ebene stattfindende - bildnerische Bearbeitung durch den Therapeuten ist in der psychoanalytischen/ verbaltherapeutischen Theoriebildung selten. Durch ‚direkte Kommunikation' über den ‚zweiten Kommunikationskanal' kann „die Übersetzung der Idee in das konkrete Bild durch den mitzeichnenden, mitmalenden Therapeuten auch zugleich [als] die Geburt der Idee durch das Bild" bezeichnet werden. (241) Bei einer ‚Kommunikation' über einen dreidimensionalen Gegenstand würde die ‚Geburt einer Idee' deutlicher: Dem Therapeuten wird es bei Arbeiten in der 3. Dimension, z.B. Ton-, Holz- oder Specksteinskulturen, kaum möglich sein, diese in angemessener Zeit zu ‚kopieren'. Effekt wäre die Notwendigkeit einer Veränderung des materialen Produktes des Klienten. Hier würde die Veränderung durch den Therapeuten ‚greifbar'.

In den Ansätzen der Kunsttherapie (u.a. Kramer, Robbins, Schmeer, Schottenloher), die sich mehr oder weniger explizit auf psychoanalytische Theoriebildung stützen, finden sich kaum Anhaltspunkte für einen anderen als den durch die Psychoanalyse vorgegebenen ‚Reizauslöser' von materialen Produkten. In den meisten Ansätzen kann nur von den beschriebenen Interventionen auf den Reizauslöser rückgeschlossen werden. Die psychoanalytisch–therapeutische Beziehung steht über der sinnlichen, visuellen oder ästhetischen Wahrnehmung als Instrument des Kunsttherapeuten.

Im Gegensatz dazu steht die Idee eines lösungsorientierten Vorgehens in der Kunsttherapie. (vgl. Egger 1996: 46ff) Basierend auf neurolinguistischen Erkenntnissen über die Visualisierung von Sprache, die z.T. auch in den Methoden des Neurolinguistischen Programmierens (NLP) Eingang gefunden haben, wird das Therapieziel als Ausgangspunkt für Imaginationen formuliert. Der Klient formuliert evtl. mit der Hilfe des Therapeuten eine hypothetische Lösung des Problems als einfache, klare Aussage. Im Malprozess wird auf die neue Situation hingearbeitet. Es entsteht theoretisch ein ‚verbaler Bildreiz'. Der Klient übersetzt sein visualisiertes Problem in Sprache. Der Therapeut überprüft die Aussage auf die Möglichkeit zur Imagination und interveniert entsprechend. Daraufhin überträgt der Klient den ‚verbalen Bildreiz' im Malprozess in einen ‚visuellen Bildreiz'. Die therapeutische Intervention ist dabei auf die Formulierung einer ‚positiven' Imagination begrenzt. Was als ‚positive Imagination' vom Therapeuten gewertet und Klienten formuliert bzw. akzeptiert werden kann ist abhängig von der Disziplin

des Therapeuten, den Klienten als bewusstes, selbstverant-
wortliches Gegenüber zu akzeptieren und der Offenheit mit
der dem Klienten begegnet wird. Auch dieser Ansatz im Umgang mit ‚Bildreizen' ist abhängig von Umwelterfahrung,
sozio-kulturellen Einflüssen, Ideologien etc. Er birgt aber die
Möglichkeit diese stark zu minimieren.

Antworten

Die oben aufgeworfenen Fragen lassen sich aufgrund der
bisherigen theoretischen Erörterung des Begriffes ‚Bildreiz-
Reizbild' nun ansatzweise beantworten.

Je nach verwendetem theoretischen Verständnis der Thera-
peuten-Klienten-Beziehung in der Kunsttherapie entstehen
veränderte Grundlagen der Einschätzung der visuellen Erfahrung. Die Gewichtung der Bildelemente bzw. ihre Beachtung ist bei den psychoanalytischen oder psychodynami-
schen Ansätzen stark von der Auffassung geprägt, dass „die
innere Einheit des Kunstwerkes, die Identität von Form und
Inhalt, eine Leistung des Ichs darstellt." (Kramer 1991: 19)
Bei anderen Ansätzen steht die formale Lösung eines Dialogs
auf der materialen Ebene im Vordergrund. Die Symbolinter-
pretation dient hier stärker der Reflexion des Verhaltens des
Therapeuten. (vgl. Benedetti 1992: 146ff.) Die Fokussierung
auf die Umgestaltung der Verbalisationen von Therapiezie-
len ist eine extreme, aber interessante Möglichkeit den Einfluss des Therapeuten auf den Therapieprozess im Hinblick
auf Ideologisierung etc. zu kontrollieren: Lösungsorientierte
Therapie „baut auf der These auf, dass der/ die Klient/ in
seine/ ihre Lösung auf der Grundlage seiner oder ihrer eigenen Ressourcen und Erfolge entwickelt." (de Shazer [1989]

1995: 68) Je nach Ansatz variiert der ‚Einfluss', die ‚Veränderung' (auch des materialen Produktes) durch den Therapeuten. Die Auswirkungen auf den Therapieprozess und das Therapieziel werden von den einzelnen kunsttherapeutischen Ansätzen nicht oder nur ansatzweise dargestellt.

Insgesamt zeigt sich, dass die Begrifflichkeiten der ‚Interpretation' oder ‚Betrachtung', ‚Bildgegenstand' oder ‚Material', Bildreiz und Reizbild, nur in Abhängigkeit der theoretischen Grundlage des kunsttherapeutischen Ansatzes und nur in Bezug auf eine Meta–Theorie für verschiedene Kunsttherapieansätze sinnvoll verglichen werden kann.

Von dieser ersten Analyse ausgehend, soll nun eine mögliche theoretische Fundierung für das ‚Betrachten' und ‚Interpretieren' in subjektorientierten kunsttherapeutischen Prozessen aufgezeigt werden. Die Anwendung der allg. Semiotik hat hierbei vielfältige Gründe: Sie kann als umfassende Erkenntnistheorie bzw. Meta-Theorie fungieren, um die in der Kunsttherapie Verwendung findenden Theorien vergleichen zu können. Zudem gilt sie als grundlegend für jede systemische Betrachtung – auch für das System ‚Kunsttherapeutische Theorien' – da sie hier als Zeichentheorie nach Ch. S. Peirce Verwendung findet: „Die Pragmatik [...] ist praktisch deckungsgleich mit der ultimativen Systemtheorie". (Bischof [1995] 1998: 321)

Der theoretische Aufbau eines Erfahrungshorizontes: Semiotik und Kunsttherapie

Semiotik als Kommunikations– und Erkenntnisbasis für kunsttherapeutische Prozesse | Semiotische Grundlagen | Verhalten und erweitertes Zeichenschema | Zeichen, Interpretant und Handlung | Zeichen, Objekt und Bewusstsein: perspektivische Semiotik, Kontexttheorie der Objekte und Erfahrungshorizont | Entdecken von Gesetzmäßigkeiten | Infrastruktur, Syntax, Zeichen | Verknüpfung von Zeichen und Wirklichkeit

Semiotik als Kommunikations– und Erkenntnisbasis für kunsttherapeutische Prozesse

Auf der Grundlage der von Wichelhaus (1989) entwickelten semiotisch–kommunikationstheoretischer Basis können kunsttherapeutische Vorgänge im klinischen Kontext beschrieben, analysiert und interpretiert werden. Für die Planung intervenierender Maßnahmen, die Begründung und Evaluation muss diese Basis modifiziert bzw. weiterentwickelt werden. Die Unterscheidung von Phänomenen in unterschiedliche ‚Störungsebenen' bzw. Stufen der Verhaltensänderung kann dabei sowohl für die Planung von Interventionsschritten, als auch für eine therapieübergreifende Kommunikation über Kunsttherapie weiterhin nützlich sein.

Voraussetzung der semiotischen Betrachtungsweise des Verhaltens ist, dass man es als triadische Zeichenrelation einführt, (s.u.) und es damit „repräsentierendes Etwas" ist, sich durch „Materialität" (Mittelbezug) auszeichnet, auf ein Objekt bezogen ist (Objektbezug). Damit gewinnt das Verhalten ‚Bedeutung' innerhalb eines Kontextes (Interpretantenbezug). (Wichelhaus 1993: 288) Die ‚fundamentalen Modi' ermöglichen es, die Verhaltensbasis in „Firsts", „Seconds" und „Thirds" zu differenzieren und den Ebenen |1| instinktives, affektives Verhalten, |2| Erfahrungsverhalten und |3| Denken zuzuordnen.

Sogenannte „First–Defekte" (oder Verhaltensänderung auf der Stufe des ‚First' bzw. ‚Second' bzw. ‚Third') sind Störungen im affektiven Bereich, emotionale Konflikte, affektive Störungen und psychische Erkrankungen, die „Second–Defekte", Störungen im Wahrnehmungs- und Erfahrungsbereich, wie Realitätswahrnehmungs– und Realitätserfahrungsblockaden und „Third–Defekte" (Wichelhaus 1993 nach Zellmer 1977), Einschränkungen bis hin zum Verlust semiotischer Fähigkeiten, des Denkens, Repräsentierens, Verarbeitens und Verstehens und des Setzens von Zeichen, hervorrufen können. Der Begriff des „Defektes" ist dabei weniger eine Charakterisierung einer Krankheit bzw. Wertung, als im Sinne einer ‚auffüllbaren' Leerstelle oder als ‚Durchbrüche' in der Verhaltensbasis zu verstehen.

Auf jeder Verhaltensebene können Störungen oder Leerstellen entstehen. Eine Leerstelle der niedrigeren Ebene bedingt eine Leerstelle auf der oder den höheren Ebenen, da jede höhere Verhaltensebene die niedrigere Ebene als ‚Fundament' voraussetzt (Third bedingt Second und First, Second bedingt First).

Die Kunsttherapie hat, durch die Integration der untersten Ebene der Verhaltensbasis in ihre Prozesse, die besondere Möglichkeit, psychische Störungen durch die Verwendung nonverbaler, bildhafter Zeichensysteme, den therapeutischen Kontext und die Materialität, die sie bereitstellt, die ‚Psychodynamik' des Klienten zu aktivieren, semiotische Prozesse auf den wenig bewusstseinsgesteuerten Ebenen auszulösen und eine Generierung auf die höheren Ebenen möglich werden zu lassen. In Bezug zum ‚Systemkode' des Interpretanten bzw. dem ‚Gebrauchskontext' oder ‚Erfahrungshorizontes' (Pape) des Therapeuten wird das, „was zeichenhaft existiert, was Eingang in Zeichen findet, [...] dem Bewusstsein vermittelbar" ist, zu ‚in ihrer Bedeutung festgelegten' Symbolen generiert. Die „zeichenhafte Darstellung eines Konfliktes" kann damit für Wichelhaus zum „therapeutische[n] Ereignis" werden. (1989: 210f.) Der Produzent kann dadurch die Bearbeitung eines Konfliktes bzw. eine Integration auf einer höheren Ebene (Verhaltensstufe) vorbereiten.

Für eine Kunsttherapie, die das Produkt in seiner ästhetischen Bedeutung grundlegend mit einbezieht, ist die ‚Er–klärung' der „übersummativen Semantik", die durch die Verknüpfung des ‚verbal–sprachlichen' und des ‚nonverbal–

visuellen Zeichensystems' entsteht, entscheidend. (289) Eine Rezeption des therapeutischen Produktes ist optimal möglich, wenn die Transparenz/ Übereinstimmung im Verständnis der analogen Kodierungen (auf der Seite des Patienten/ Klienten) und der digitalen Kodierung (auf der Seite des Therapeuten) maximal groß ist. Nach Langer ([1942] 1965) geht es darum, eine Deckungsgleichheit zwischen ‚diskursivem Symbolismus' und ‚präsentativem Symbolismus' zu erreichen. Durch die im Sinne semiotischer Erkenntnistheorie gleichberechtigte Existenz des ‚verbal–sprachlichen' und des ‚nonverbal–visuellen Zeichensystems' kann die künstlerische Leistung einen Wert an sich haben und muss nicht in „diskursiver Erkenntnistätigkeit" zum Tragen kommen. (Wichelhaus 1993: 290) Der ‚bildnerischen Kodierung' kommt eine besondere therapeutische Qualität zu, wenn diskursive Sprache vom Klienten nicht eingesetzt wird bzw. nicht eingesetzt werden kann oder kein adäquates Instrument zur Vermittlung von Inhalten darstellt.

Die kommunikativen Leistungen aus beiden Systemen bilden ein „übersummatives Ergebnis", das aus der wechselseitigen Interaktion des Systems ‚Klient–Therapeut', durch die gegenseitige Ergänzung, entsteht.

Aus unvollständigen Zeichen generiert der Therapeut „dyadische Relationen, symbolische Objektbeziehungen, triadische Zeichen." In der bildnerischen Realisation kodiert der Klient „meist unbewusst, konflikthaftes Material, das durch Objektivierung im Bild im Prinzip einer Bearbeitung zugänglich ist, erweitert den Realitätsbezug durch Auseinandersetzung mit Wirklichkeit anhand von Materialien (optisch, haptische) und Objekten der erfahrbaren Welt [und] produziert

– in seinem Verständnis – Realität, in Form eines bildnerischen, ästhetischen Objektes." (292)

Semiotische Begründung des Realitäts–Repräsentationszusammenhanges

Unterschiedliche Autoren haben den Versuch unternommen, die Semiotik von Ch. S. Peirce zu systematisieren. Die Weiterentwicklung und Systematisierung der Semiotik durch Bense (1971-1992) und Walther (1974) hat dabei eine besondere Bedeutung für die semiotische Bestimmung des Ästhetischen gewonnen und kann für die Betrachtung von Modellen der Kunsttherapie von besonderem Interesse sein. Durch den hier dargestellten theoretischen 'Unterbau' wird es möglich, kunsttherapeutische und psychische Prozesse, materiales Produkt und psychische Gegebenheit, umfassend auf der Grundlage der allgemeinen Semiotik als Erkenntnistheorie zu betrachten.

Bense und Walther entwickeln die formalisierte Zeichenkonzeption auf der Basis der im Werk von Ch. S. Peirce bereits bestehenden Annahme einer Triple–Identität von Zeichen, Bewusstsein und Welt. Peirce konzentrierte seine Betrachtungen über das menschliche Bewusstsein auf eine Verbindung der Bereiche ontologisch-metaphysischer Gedanken und Repräsentation, so dass ein Realitäts–Repräsentationszusammenhang, infolge der Dualisierung möglicher kategorialer Ausdifferenzierung des Seienden von höchster Allgemeinheit bestimmt werden konnte. (Bense 1971: 22, 26f, 45f.; Walther 1974: 44, 79)

Die Peirce'schen Fundamental- oder Universalkategorien beinhalten „alle Aspekte möglicher Gegenstände der Erfahrung und fixieren dadurch gleichzeitig die Repräsentation bzw. Repräsentierbarkeit eben dieser Gegenstände der Erfahrung." (Bayer 1994: 10)

Peirce erweitert bzw. verstärkt den Begriff des Seins durch „Repräsentiert–Sein" (vgl. Peirce 1991) und vertritt bereits früh die Ansicht, dass wir nur eine Welt der Repräsentationen verstehen können und damit Realität ein Produkt der Tätigkeit des Bewusstseins ist. Begriff und Ding können nur anhand des Realitätsaspektes unterschieden werden:

> „Realität ist einerseits der Grenzwert einer Folge von Repräsentationsprozessen, andererseits ist sie aber gleichermaßen auch eine außerhalb des Bewusstseins existierende Voraussetzung; man nähert sich durch induktives Schließen der Wahrheit, also der adäquaten Repräsentation an, ohne ihr jedoch ganz sicher zu sein; letztlich besteht sie in einer Übereinkunft." (Walther 1989: 64)

Gedanken– und Dingwelt haben die gleichen Prinzipien, obwohl sie nicht identisch sind. Für Bense existieren beide nur als „Zustände" des Repräsentationsschemas, die sich unterscheiden lassen durch den „Schnitt zwischen dem (real) ‚Gegebenen' und dem (real) ‚Gesetzten', d.h. zwischen Präsentiertem und Repräsentiertem." (Bense 1979: 18) Wobei diese grundsätzliche Geschiedenheit von Bense in seinem ‚Grundtheorem' (vgl. Thot 1991: 102) sogar relativiert wird:

> „Gegeben ist, was repräsentierbar ist. Das Präsentamen geht kategorial und realiter dem Repräsentamen voran. So auch die Realitätsthematik der Zeichenthematik; aber wir können den präsentamischen Charakter der Realitätsthematik erst aus dem repräsentamischen Charakter ihrer

Zeichenrelation eindeutig ermitteln." (Bense 1971: 11)

Die Verbindung von physischer und intelligibler Gegebenheit auf allen Realitätsstufen, die Bestimmung von Weltrepertoire und Zeichenrepertoire als identisch – Bayer summiert dieses Verständnis in der Aussage: „Welt ist immer nur Welt für ein Bewusstsein" (1994: 18) – eröffnet die Möglichkeit, die Unterscheidung klassischer ontologischer Theoriebildung zwischen ‚realer' und ‚idealer' Seinsthematik aufzuheben.

Verhalten und erweitertes Zeichenschema

Ein Kommunikationsprozess ist im Zusammenhang mit stattfindenden Handlungsprozessen als Austauschprozess von Zeichen zu betrachten. D.h. „die Zeichensituation des aktualen Zeichens ist umgebungsabhängig, kommunikationsabhängig und repertoireabhängig." (Schmalriede 1977: 160; vgl. Bense 1975: 15ff) Das Zeichenschema kann als zweifache virtuelle (d.h. ohne Einfluss auf den Zeichengebrauch) triadische Relation betrachtet werden: Als zeicheninterne und zeichenexterne Zeichenrelation bildet sie so einen Kommunikationsprozess ab, „in dem der einzelne einmal im Dialog mit sich selbst, zum anderen mit seiner Umwelt das Feld seines möglichen Verhaltens absteckt." Wie die semiotische Analyse von Begriffen einen Zugang zu Aspekten allgemeinen Verhaltens ermöglicht, „so impliziert ein Gegenstand die Möglichkeit, im günstigsten Fall die Eindeutigkeit seiner Anwendung." Handlungsabläufe, die mit einem Begriff oder Objekt verbunden sind (bzw. durch diesen/ dieses ausgelöst werden), sind in einer Gewohnheit oder einem Verhaltensplan zusammengefasst: „Die Analyse eines Zeichens ist immer eine Analyse der Bedeutung eines Zeichens, die in letzter Instanz am Begriff oder Verhalten ablesbar ist." (Schmalriede 1977: 160 nach Ch. S. Peirce)

Zeichen, Interpretant und Handlung

Das Verstehen eines Zeichens ist nach Peirce mit der Bereitschaft verbunden im Sinne dieses Verstehens zu handeln. Diese Verknüpfung von Zeichen und Verhalten kann unterteilt werden in singuläres Handeln im Falle von konkretem Handeln oder Verhalten, das nur vom externen Interpretanten geleistet werden kann, und in allgemeines Handeln, das die Handlungs– oder Verhaltensmöglichkeit des internen Interpretanten beinhaltet.

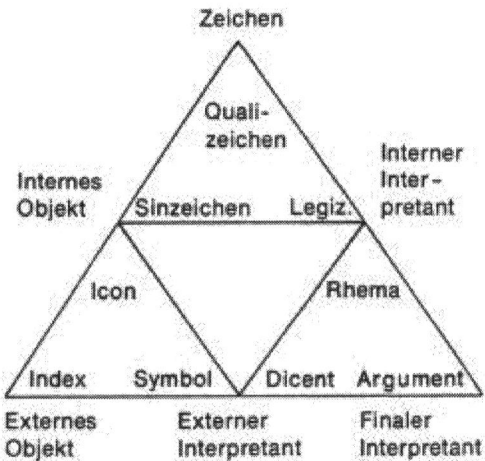

Erweitertes Zeichenschema (Schmalriede 1977:161)

Schmalriede (1976) verwendet für die Analyse der ‚Verbindung' von Handlung und Zeichen ein erweitertes Zeichenschema. Ergänzend zur abstrakten triadischen Zeichenrelation werden zwei Formen des Objektes und drei des Interpretanten nach Peirce berücksichtigt. (vgl. Abb.) Er führt konsequent die Beziehung der Interpretanten untereinander als triadische Relation ein.

Ergänzend zur abstrakten triadischen Zeichenrelation werden zwei Formen des Objektes und drei des Interpretanten nach Peirce berücksichtigt: |1| der Objektbezug des Zeichens mit einem unmittelbaren oder internen Objekt (immediate object), wie es durch das Zeichen präsentiert wird und das mittelbare oder externe Objekt (dynamical object), welches als bezeichnetes Objekt außerhalb des Zeichens existiert. |2| In Analogie zur Differenzierung des Objektes spricht man vom unmittelbaren oder internen Interpretanten (immediate interpretant) und vom mittelbaren oder externen Interpretanten (dynamic interpretant). Der ‚Kern' des hinzukommenden finalen Interpretanten, „die Summe der Erfahrungen, des Wissens und der Gewohnheiten" (1976: 28), ist nach Peirce eine Gewohnheit (habit): Das bedeutet, dass der finale Interpretant ein Zeichen, der letzte finale Interpretant, der nicht wiederum ein Zeichen ist, eine Verhaltensgewohnheit ist. Durch die Bestimmung |1| des dynamischen Interpretanten als ‚action', |2| des unmittelbaren Interpretanten als ‚conduct' und |3| des finalen Interpretanten als ‚habit' ist sein erweitertes Zeichenschema als pragmatisch gekennzeichnet und verdeutlicht die Verbindung von Zeichen, Interpretation und Handlung. (27ff)

Im Kommunikationsprozess tritt allein der interne Interpretant (immediate interpretant) im Sinne ‚völlig unanalysierter Wirkung' auf:

> „Ein externes Objekt, das durch ein Zeichen für einen Interpretanten repräsentiert wird, ruft nicht jedes Mal im Bewusstsein alle mit diesem Objekt verbundenen Erfahrungen usw. hervor. Wir verstehen ein Zeichen, dessen Objekt uns vertraut ist, unmittelbar." (Schmalriede 1977: 161)

Rohr (1993) weist darauf hin, dass die unmittelbare Verknüpfung von unmittelbarem Objekt und unmittelbarem Interpretanten den ‚Kern' jeder Kommunikation darstellt. (69)

Der finale Interpretant ist mit dem Umfang des Wissens über ein Objekt gleichzusetzen. Die Benutzung eines Objektes kann in dem Maße unser Verhalten bestimmen, wie sich infolge der „Erforschung und Handhabung des Objektes" Verhaltenspläne entwickeln konnten. Der finale Interpretant ist ein Komplex von aufeinander bezogenen ‚Gewohnheiten' oder eine ‚Hierarchie von Plänen'. Die volle Funktionsfähigkeit des Zeichens zeigt sich nach Schmalriede darin, dass es gleichgültig ist, wenn der finale Interpretant bezogen auf ein Objekt oder eine Folge von Objekten einen ‚Zustand der strukturierten Pläne' erreicht, ob das Objekt selbst, ein Bild oder sein Name den Verhaltensplan wirksam werden lässt. Die geordnete Beziehung ‚Objektzeichen' – Interpretant eröffnet die Möglichkeit, das Zeichen zur Bezeichnung eines Objektes durch den finalen Interpretaten in Benutzung zu nehmen und das Objekt als durch den finalen Interpretanen in Benutzung genommen zu betrachten. (1977: 161)

Grundlegend für das Verstehen ist der finale Interpretant, der als „Summe der Erfahrungen, des Wissens (auch um das

Wissen des anderen) und der Gewohnheit [...] als Regulativ auf den unmittelbaren Interpretanten zurückwirkt." (Rohr 1993: 70)

Rohr führt die Strukturierung des Interpretantenfeldes nach Peirce weiter aus: Neben dem „energetischen Interpretanten" (unmittelbarer/ ‚emotionaler' Interpretant) und dem „logischen Interpretanten" (finaler Interpretant) ist der „emotionale Interpretant" hier als besonders charakterisiert: „Dem emotionalen Interpretanten kommt fundamentale Wirkung zu, denn jede weitere ‚bedeutungsvolle Wirkung' baut auf dem emotionalen Interpretanten auf, bzw. wird durch ihn vermittelt". (67)

Daraus wird deutlich, dass nicht nur die „Seinsweise eines Zeichens" in der Interpretation des folgenden Zeichens liegt, sondern dass Zeichenprozesse eine kontinuierliche Beziehung zur Wirklichkeit darstellen. Sie sind „die Aufrechterhaltung einer Verbindung zum Objekt in der Zeit." „Die drei Interpretanten verkörpern somit nicht drei verschiedene Bedeutungen eines Zeichens, sondern drei Stufen der Bedeutungsentwicklung im Prozess der Interpretation." (65ff)

Zeichen, Objekt und Bewusstsein: perspektivische Semiotik, Kontexttheorie der Objekte und Erfahrungshorizont

Die Einführung des perspektivischen Objektes bzw. der ‚collateral observations' (begleitende Beobachtungen) ermöglicht die präzise Begründung eines Kunsttherapiemodells, das nicht auf ein Wiederherstellen im Sinne ‚restaurierenden' Vorgehens begrenzt ist. Pape (1989) differenziert die

Objektbeziehung des Zeichens anhand eines konsequenten Nachweises der ‚Kontexttheorie' bei Peirce und ermöglicht so die Bestimmung der Zeichenverwendung als ein raumzeitlich lokalisiertes Objekt, auf das sich zunächst ein ‚Autor' eindeutig beziehen kann:

> „Die späte semiotische Objekttheorie ist der Versuch, die traditionelle Dichotomie zwischen Realismus und Idealismus mit der These zu überwinden, dass jedes Zeichen sowohl ein externes, reales oder ‚dynamisches' Objekt wie ein zeicheninternes, ‚unmittelbares' Objekt hat, wobei beide Objekte es sind, die das Zeichen determinieren" (Pape 1989: 298)

D.h. die Fragestellung, die bei Peirce auftritt, ist die notwendige Bestimmung einer kontextuellen Theorie der Objektbeziehungen, wie sie durch den Interpretationszusammenhang im Zeichen selbst gegeben und den Gebrauchskontext des Zeichens bzw. den ‚Erklärungskontext' des Zeichen denkbar ist. (vgl. Pape 1989: 300)

Grundlegend hat Peirce das Zeichen des Individualbegriffes als eine spezielle Form von Allgemeinbegriffen bestimmt. Dadurch wird die Darstellung eines individuellen Objektes durch einen prinzipiell unbegrenzten Prozess der Darstellung angenähert und durch diesen Prozess zu jeder Zeit nur unbestimmt, d.h. allgemein charakterisiert. (305)

Das individuelle Objekt, bzw. die das Einzelding darstellende Zeichenform, ist der Spezialfall der symbolischen Darstellung, der innerhalb des Gebrauchskontextes eine Spezifikation erhält. Diese Spezifikation nennt Peirce auch ‚collateral observations'. Sie stellen die einzige Möglichkeit dar, einen Begriff eines Einzeldinges zu bilden. Das durch die begleitende Beobachtung entwickelte ‚unmittelbare Objekt' ist eine

‚Näherung', die das Objekt in seiner Identität trotz allem nie vollständig bestimmen kann.

Dieses ‚unmittelbare Objekt' bzw. ‚perspektivische Objekt' ermöglicht aber die genauere Bestimmung der Beziehung von Zeichen und Objekt:

> „Wenn aber die Ausbildung einer Vorstellung davon, dass es sich um ein individuelles Objekt handelt, für den Autor des Zeichens vor oder gleichzeitig mit der Äußerung liegt, so ist es für den Interpreten des Zeichens möglich, auch das Zeichen selbst zu beobachten, also von dessen interner Struktur in seiner Interpretation auszugehen." (Pape 1989: 307)

Die begleitende Beobachtung einer Zeichensituation ermöglicht Autor und Interpret die Bildung eines ‚eindeutigen' bzw. nicht hintergehbaren Objektes in der Erfahrung:

> „Das perspektivische Objekt wird bei allen weiteren Interpretationen als durch ein Zeichen in einer Erfahrungssituation dargestellt verstanden. Es legt den Ausgangspunkt für Interpretationen fest, ohne dabei die Existenz des in der Erfahrung fixierten Ausgangspunktes zu implizieren." (Pape 1989: 308)

Die Semiotik ermöglicht dabei, die Bedingungen für die Aufrechterhaltung der Identität von Objekten in einer Folge von Zeichen zu bestimmen:

> „Doch ist im jeweilig betrachteten Fall die stabile Identität eines Objektes in einer Folge von Darstellungen nur möglich, wenn die Beziehung der kontingenten Identität oder Selbigkeit direkt für ein unmittelbares Objekt eines Zeichenexemplares im Gebrauchskontext angebbar ist." (Pape 1989: 309)

Bestimmend für die Identität eines Objektes ist „die kulturelle Aufgabe der menschlichen Intelligenz, in der sich die Kenntnis der Zeichensysteme, ihre historische Dimension, in der Erinnerung mit den Erwartungen künftiger Interpretationen verbindet." (309)

Die Verwendung der perspektivischen Objekttheorie im therapeutisch–rehabilitativen Zusammenhang eröffnet die Möglichkeit der Beschreibung bzw. Identifizierung objektidentischer Gebrauchskontexte: „Nur wer handelt, weil er verstanden hat, verbindet Erinnerung und Erwartung in einer Interpretation, die neue Wirklichkeit erschafft." (309)

Das Problem der verschiedenen Interpretationsprozesse kann durch den phänomenologischen Nachweis aller Elemente der Zeichenrelation innerhalb eines Gebrauchskontextes bzw. der Darstellung der Kontinuität der Objekte und der Interpretation aus der Kontinuität der Erfahrung nach Peirce in allen Verwendungssituationen gelöst werden: Pape zeigt auf, dass das unmittelbare Objekt später eine funktionale und keine ontologische Entität ist: „Der Begriff des ‚unmittelbaren Objektes' dient dazu, theoretisch zu beschreiben, was wir unmittelbar verstehen (oder auch missverstehen), wenn wir ein Zeichen in seinem gegenständlichen Gehalt in einer bestimmten Verwendungssituation erfassen." (315)

Die Bedingungen einer Zeichensituation sind: |1| das Erfassen des Zeichens–an–sich, des materiellen (akustischen, graphischen, haptischen) Objektes, das als Zeichen fungiert und damit auch: relativ zum Erfassen des Zeichens–an–sich die Relation des Zeichens–an–sich zu seinem dynamischen Objekt; |2| die Präsentation des unmittelbaren Objektes, als vom Zeichen im Gebrauchskontext vermittelt und damit auch relativ zum präsentierten unmittelbaren Objekt: das Sein des dynamischen Objektes und |3| die Präsentation des unmittelbaren Interpretanten, die einen Interpretanten im Zeichen–an–sich aufgrund seiner Eigenschaften nahe legt.

Jeder Interpret kann ein Zeichen nur mit dem Gehalt erfassen, den es normalerweise vermittelt, wenn dem Interpreten das Zeichen–an–sich notwendig bewusst ist. Bestehen für das unmittelbare Objekt die Bedingungen, dass es zunächst in jedem Zeichen–an–sich angelegt sein muss, wie das Objekt erfasst wird, und in gleicher Weise das unmittelbare Objekt „die Vorstellung oder der Begriff ist, durch die das Zeichen möglich wird." (314) Die Dualität, mit der das unmittelbare Objekt gleichzeitig dem Zeichen-an-sich immanent und durch die begleitende Beobachtung determiniert ist, löst sich in dem dargestellten Verständnis des unmittelbaren Objektes als funktionale Entität.

Pape bestimmt das unmittelbare Objekt abschließend als durch die Beziehung zum Zeichen–an–sich und die Beobachtungen der semiotischen Subjekte, – von Autor und Interpret im Gebrauchskontext – bestimmt: „Das unmittelbare Objekt aller Zeichenprozesse unseres Erkennens und Denkens ist ein durch Wahrnehmung bestimmtes Objekt." (316f.)

Grundlegend für Kunsttherapie ist, dass die ‚gemeinsame Erfahrungsperspektive' von Klient und Therapeut in einer speziellen Gemeinsamkeit im ‚Wissen' besteht bzw. sie einen Interpretanten mit gemeinsamer ‚Schnittmenge' besitzen: „Das Wissen über die Gemeinsamkeit von Wissen ist eine Voraussetzung für den Zeichenprozess, ohne die selbst die Bildung eines unmittelbaren Objektes unmöglich wäre." (319)

Die gleichzeitige Wahrnehmung von Autor und Interpret in einem Gebrauchskontext determiniert die Objekte der Zeichen in besonderer Weise:

> „[...] das Erfassen der Objektbeziehung zu einem unmittelbaren und einem dynamischen Objekt [ist] eine notwendige Bedingung für dessen Interpretation [...]. In gemeinsamer Erfahrungsperspektive oder im gemeinsamen Horizont von Autor und Interpret ergibt sich diese notwendige Bedingung dann, wenn der Interpret ein Exemplar des Zeichens–an–sich erfasst hat, bereits eine hinreichende Bedingung dafür, dass das Zeichen–an–sich einen unmittelbaren Interpretanten haben muss, der eine Qualität des Zeichens ist, und dass der mit dem Typ des Zeichens–an–sich vertraute Interpret mit der Bildung eines dynamischen Interpretanten auf das Zeichenexemplar reagiert, das er erfasst hat." (Pape 1989: 320f.)

Pape zeigt weitergehend auf, dass der Ansatz von Peirce einen „selbstkorrigierenden, also reflexiv sich entwickelnden kulturellen Lernprozess beschreibt", in dem zwei sich ergänzende bzw. wechselseitig zutreffende Schemata für die Zeichenklassifikation zutreffend sind: |1| „die Bestimmung der Zeichenbeziehung durch ein unabhängig wirkendes und deshalb auch unabhängig vom Zeichen identifiziertes dynamisches Objekt" bzw. |2| „die Identifikation des dynamischen Objektes abhängig von dem bereits vorhandenen Zeichen." (328)

Der kunsttherapeutische Prozess ist ein Kommunikationsprozess, in dem „das vom Autor geäußerte Zeichen zumindest funktional mit dem vom Interpreten aufgenommenen Zeichen äquivalent" ist. (334; vgl. Abb.)

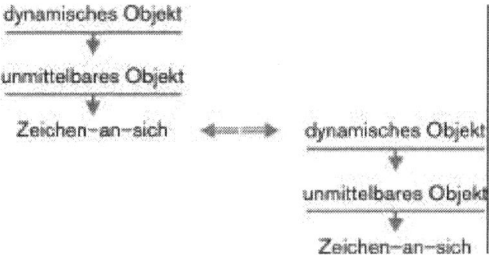

Relativ zum Autor ist die jeweils <bestimmte> Beziehung <funktional äquivalent> mit der des Interpreten.

Dynamisches Objekt (nach: Pape 1989: 333)

Von besonderer Bedeutung der Verwendung der Semiotik in der Analyse therapeutischer Zusammenhänge ist die These von Pape:

> „Jede vollständige Zeichenrelation, die auch nur einen kontextuellen Intepretanten determiniert, muss notwendig zu einer Veränderung des Kontextes (und des gemeinsamen Bewusstseins) und zur Herstellung einer neuen relationalen Struktur im Zeichen–an–sich in der Interpretation durch ein anderes Zeichen führen. Jede Folge von Zeichen stellt für Autor und Interpret eine Beziehung zu ihrer Erfahrung der vorausgegangenen Darstellungsperspektive her." (Pape 1989: 340)

Ähnlich der unendlichen Generierung von Zeichen (vgl. Bense) liegt in diesem Ansatz die Möglichkeit, auf die Erfahrung aufzubauen, die, wie gezeigt, jeden Zeichenprozess bestimmt. Damit ist die erkenntnistheoretische Ausgangsbasis auf der Therapeut und Klient in der Kunsttherapie arbeiten können bestimmt: eine prinzipiell mögliche Kommunikation ist als linearer Prozess bzw. als progressiver Prozess kulturalen Lernens begründet.

Entdecken von Gesetzmäßigkeiten

Durch die Erkenntnissemiose lässt sich auch im Bereich der bildnerischen Realisationen von Menschen, in denen die unterschiedlichsten krankheitsbedingten Einflüsse zum Tragen kommen, eine individuelle Gesetzmäßigkeit anhand des Ausdrucks bzw. durch den Anschluss des Therapeuten an den ‚Erfahrungshorizont' oder ‚Zeichenkontext' erschließen. Im Folgenden soll die Möglichkeit dieser Gesetzmäßigkeit als Weiterentwicklung der semiotisch–kommunikationstheoretischen Basis von Wichelhaus anhand von Aspekten allgemeiner Semiotik und Formaler Ästhetik (Fiedler) theoretisch begründet werden.

Bense (1967) bezeichnet „Kunstwerke als Träger ästhetischer Zustände" (ästhetische Information) als komplexe Gebilde, die Zustände unterschiedlicher Kategorien miteinander verbinden: |1| den physikalischen Zustand; |2| den „konventionellen semantischen Zustand"; |3| den „unbestimmten ästhetischen Zustand, der sich sowohl auf den semantischen wie auch auf den physikalischen Zustand beziehen kann." (20) Der ästhetische Zustand kann, muss aber nicht von einem semantischen Zustand getragen werden. Das Kunstwerk ist in informations- bzw. kommunikationstheoretischer Sicht ein hierarchisches System von ‚Zeichen' bzw. ein Superzeichen höchster Stufe. (22f.) Der ästhetische Zustand ist immer material konstituiert, auch wenn, wie in der „modernen Kunst", auf Gegenstände und Bedeutung verzichtet wird. Die Identifikation des ästhetischen Zustandes benötigt dabei ein Mindestmaß an Redundanz. Ästhetische Information wird wahrscheinlicher identifiziert, wenn die Originalität, die Innovation bzw. die Unbestimmtheit (F. Nietzsche), die Stilmomente oder kurz der Stil, nicht überwiegen. Aufgabe und Funktion der ästhetischen Information in der Kunsttherapie ist dabei, Mittel zur Herstellung ästhetischer Zustände zur Verfügung zu stellen, aber auch die Identifikation durch Redundanz auf unterschiedlichen Ebenen zu ermöglichen.

Wiesing sieht in der Formalen Ästhetik eine Alternative zur semiotischen Auffassung, dass jede Bildlichkeit Zeichencharakter besitzt, „da die Sichtbarkeit grundlegender ist als die Lesbarkeit." (vgl. 1997: 166) Mit dieser ,Entsemiotisierung' des Bildes schließt Wiesing etwas aus dem System des Zeichens aus, was in der allgemeinen Semiotik durch die Selbstreferentialität des Systems ,Zeichen' als Möglichkeit gegeben ist. Dieser phänomenologischen Einschätzung folgt die Idee, Bilder im Sinne Fiedlers ([1887] 1991) als reine Sichtbarkeit aufzufassen, ohne dass sie Zeichen von etwas sind, wobei die Theorie Fiedlers weitreichender ist. (s.u.) Mit der ,Dekonstruktion' (oder ,Phänomenologisierung') des Zeichencharakters des Bildes wird hier die Zuschreibung einer autonomen Seinsform des Bildes möglich und die Definition der künstlerischen Tätigkeit verändert sich:

> „Der Künstler soll nicht mehr sekundäre, auf die sichtbare Wirklichkeit bezugnehmende Gebilde schaffen, sondern die sichtbare Wirklichkeit um ein, ohne künstlerische Tätigkeit nicht vorkommendes, nursichtbares Phänomen sui generis bereichern." (Wiesing 1997: 167)

Bense (1973) definiert die Darstellung als Beziehung eines Mittels zum Objekt und jede künstlerische Darstellung als iconisch, indexikalisch oder symbolisch. Demnach ist die Darstellung mit den Mitteln der Kunst primär von Interesse für den Künstler und nicht der Gegenstand. (vgl. Walther 1974, 135) Künstlerische Objekte sind somit als Zeichenkomplexe bestimmt und stellen „relative und relationale Objekte der Vermittlung zwischen Sein und Bewusstsein, zwischen Gegebenem und Interpretiertem" dar, „die sich jeweils durch einen höheren und niederen Grad an Semiotizität auszeichnen." (Bense 1971: 56)

Für die Kunsttherapie ergeben sich neue Möglichkeiten zur Fundierung der therapeutischen Intervention, die auf der Typisierung bzw. semiotischen Bestimmung der von jedem Bild erzeugten reinen Sichtbarkeit bzw. einer virtuellen (in der Realität nicht gegebenen) Möglichkeit der Bildbetrachtung basieren: das Tafelbild als eine starre reine Sichtbarkeit; der Film als sich bewegende reine Sichtbarkeit; das digitale Bild als manipulierbare reine Sichtbarkeit; sowie (Computer–) Simulation als interaktive reine Sichtbarkeit.

Es stellt sich die Frage, inwieweit imaginative Verfahren (z.B. katathymes Bilderleben) als (Misch–) Formen sich bewegender/ manipulierbarer/ interaktiver reiner Sichtbarkeit gelten können und ob bestimmte Zustände im Kreativen Prozess bzw. im Umgang mit dem Material Zuständen reiner Sichtbarkeit gleichgesetzt werden können. Gerade der Bereich der Manipulation und Interaktion (wie im dialogischen Gestalten) ist in kunsttherapeutischem Vorgehen von besonderer Bedeutung. Die Evaluation dieser methodischen Komponenten erfordert zunächst eine differenzierte semiotische Bestimmung der einzelnen Zustände und Übergangsformen von Bildern und Bildlichkeiten bzw. Sichtbarkeitsgestaltungen und reinen Sichtbarkeiten, um die daran anschließenden Interpretationen bzw. interpretativen Vorgehensweisen genauer auf Wirksamkeiten untersuchen zu können. Weiterhin bildet die ‚subjektive Erfahrung des Betrachters' (hier semiotisch im Sinne des Interpreten verwendet) eine wichtige zu untersuchende Komponente.

Infrastruktur, Syntax, Zeichen

Durch sich wiederholende Aktionen auf der Bildfläche, wie einfachen Schwingkritzeln, Spiralen oder Farb–,flecken', Reihungen oder repetitivem Materialeinsatz, können Produkte den Charakter einer Handschrift oder individuellen Geste (Bewegung) haben. Dieser subjektive Stil kann zur Identifikation und Bestimmung von Veränderung zur Verfügung stehen. In diesem Sinne kann das materiale Produkt im Rahmen der Analyse einer kunsttherapeutischen Intervention zum ,abstrakten Bild' werden: der Therapeut generiert über den ästhetischen Zustand/ das ästhetische Objekt die ,mögliche' Bedeutung und verlässt damit das System bzw. den Kommunikationskanal, um über den Produzenten/ den Maler/ Zeichner zu kommunizieren.

Durch die denkbare Beziehung zu einem gegenständlichen Bild hebt sich das abstrakte Bild zwar vom Ornament und Muster ab: „Die Infrastruktur des abstrakten Bildes ist die Syntax eines möglichen Bildzeichens", verhaftet aber in einer statischen Auffassung. (Wiesing 1997: 239; vgl. Morris 1993) Für die allgemeine Semiotik ist die Bestimmung des Zeichentyps bei einem Gegenstand (Bild), der anstatt einer inhaltlichen Deutung nur eine Syntax bietet, im Gegensatz zur Auffassung von Wiesing nicht problematisch, sondern ein funktionales System.

Die Möglichkeit der ikonischen Doppeldeutigkeit bei Morris, die gegenständliche und die nicht–gegenständliche Bedeutung (s.o.), bzw. die semiotische Bestimmung als dynamisches und unmittelbares Objekt, zeigt auf, dass das Bild sowohl für einen Gegenstand, wie für eine Sichtweise stehen kann. Die nicht–gegenständliche Bedeutung ist semiotisch betrachtet, die Art und Weise, in der ein Gegenstand als Zeichen gegeben ist. Das ‚Wie' ein Bild auf etwas verweist, wird erst zum ‚Was', wenn sich daraus zwei Möglichkeiten des Symbolisierens ergeben: |1| eine Anschauungsform für Menschen, |2| eine Darstellungsform für andere Bilder. Dann „steht in beiden Fällen die sichtbare Form des Bildes stellvertretend für etwas unsichtbares Anderes und ist daher in einem genuinen Sinn ein Zeichen." (Wiesing 1997: 240) Das abstrakte Bild ist einfaches Zeichen, im Gegensatz zur doppelten Bedeutung des gegenständlichen Bildes, und somit die radikalisierte Form einer nicht–gegenständlichen Symbolisierungsmöglichkeit:

> „Das abstrakte Bild zeigt einzig eine Sichtweise der Welt, ohne einen Gegenstand – und sei es nur beispielhaft – in dieser Weise vorzuführen; das ‚Wie' eines Bildes ist zum alleinigen ‚Was' geworden, man kann auch sagen: Die Sichtweise deckt sich mit dem Sichtbaren." (Wiesing 1997: 240f.)

Für Wiesing sind Bilder, die eine Sichtweise symbolisieren, metasprachliche Zeichen. Die Sichtweise, die ein Bild einsetzt, um einen Gegenstand darzustellen, kann als Bildsprache bestimmt werden: „Folglich ist ein Bild, welches eine Bildsprache – und sei es die eigene – thematisiert, ein Zeichen über eine Sprache, und das heißt wiederum, es ist ein metasprachliches Zeichen." (242) Semiotisch sind (abstrakte) Kunstwerke damit, insbesondere im Hinblick auf die Formale Ästhetik Fiedlers, als ‚Zeichen von Zeichen für Zeichen' (ästhetische Konnexe; Bense 1971: 71) bestimmbar.

Verknüpfung von Zeichen und Wirklichkeit

Die Beurteilung von materialen Produkten der Klienten ist als Interventionsplanung in der Kunsttherapie eine grundlegende und in allen Phasen eines Prozesses und von allen Beteiligten durchgeführte ‚Handlung'. Die hier vorgenommene Analyse von Elementen der Theoriebildungen semiotischer Ästhetik, Phänomenologie und allgemeiner Semiotik zeigt Kategorien bzw. Erkenntnismöglichkeiten auf, die auf alle Phasen des kunsttherapeutischen Prozesses und bei allen Beteiligten anwendbar und von Bedeutung sind. Die Anwendung der Zeichentheorie als Erkenntnistheorie kann dabei dem systemischen Aspekt auf allen Ebenen gerecht werden, denn die Pragmatik (Pragmatizismus) von Ch. S. Peirce dient der umfassenden Erforschung der Zeichen und ihrer ‚Wirkung' – ihren Bezug auf die Zeichenverwender – also Therapeut und Klient! Die Pragmatik als Instrument der Bestimmung der Verknüpfung von Zeichen und Wirklichkeit ist damit auch grundlegend für jede Art der systemischen Betrachtung: „Die Pragmatik [...] ist praktisch deckungsgleich mit der ultimativen Systemtheorie." (Bischof [1995] 1998: 321) Die Anwendung der Semiotik zur Analyse kunsttherapeutischer Prozesse ist somit eine grundlegende und umfassende Möglichkeit, die verschiedenartigsten, aufeinander treffenden Informationen bzw. Prozesse miteinander in Beziehung setzen zu können – insbesondere der Prozess des Aufbaus von Realität bei einem Patienten.

Der folgende ‚Exkurs’ in die Kunsttheorie bzw. die Adaption einer ästhetischen Theorie ist notwendig, um die möglichen und bestehenden Konzepte in ihrer Bedeutung einzuordnen und aufzeigen zu können, welche Definitionen mit dem Begriff ‚Schönheit’ verknüpft sind und welche weitreichende Bedeutung diese für die theoretische Entwicklung der Kunsttherapie haben.

Die Veränderung des Paradigma der Sichtweise zum Paradigma der reinen Sichtbarkeit bei Konrad Fiedler: Die Sichtbarkeitsgestaltung

Gerade in der Mediengesellschaft ist die Frage sehr aktuell, warum Menschen immer häufiger Bilder betrachten deren Inhalte banal sind bzw. deren Inhalt sie für unwichtig halten. Was haben Therapeuten und Klienten davon, wenn sie (ihre) Bilder betrachten? Was macht ein Bild zum Bild? Ist es Inhalt und Schönheit? Oder reproduzierte Wahrnehmung?

Konrad Fiedler (1841–1895) reflektiert in seinen kunsttheoretischen Schriften auf einer Metaebene die Berechtigung, Grenzen und Perspektiven des formalen Ansatzes der Ästhetik. Er definiert keine kunstgeschichtlichen Grundbegriffe bzw. entwickelt keine Gesetzmäßigkeiten zur Bestimmung ästhetischer Kategorien, sondern hinterfragt die formale Betrachtung eines Objektes: Wieso kann und darf eine Ästhetik der Oberfläche des Bildes verabsolutieren? Was wertet die Infrastruktur eines Bildes in der Bildbetrachtung durch die formale Ästhetik derart auf?

Fiedler entwickelt die theoretischen Aussagen in drei Abschnitten, über zwei Stufen (zwei Paradigmenwechsel):

Aufbauend auf den relationalen Ansatz in der Ästhetik von Robert Zimmermann (1824–1898), in der die „Elemente der Schönheit nur in Form und Verhältnissen zu suchen seien", entwickelt Fiedler das Paradigma der Schönheit. Hier dient die formale Analyse der Erforschung der Schönheit, wobei der Inhalt eines Bildes nicht betrachtet zu werden braucht, da er für die Festlegung von Schönheit und Hässlichkeit nicht relevant ist. „Die immanenten Werkrelationen sollen einen objektiven Schönheitsbegriff begründen" (Wiesing 1997: 146) Die Bestimmung von Form und Inhalt wird durch die Identifizierung von Form und Schönheit ersetzt: aus der schönen Form wird so für die formale Ästhetik die symbolische Form.

In Fiedlers erster Veröffentlichung („Über die Beurteilung von Werken der bildenden Kunst": 1876. In: Fiedler [1887] 1991: I, 1-48) wird der Grundgedanke des Paradigmas der symbolischen Form entwickelt: „Der Inhalt eines Kunstwerks ist nichts anderes als die Gestaltung selbst." (37) Damit führt er eine neu-kantianische Perspektive in die formale Ästhetik ein, die bis heute in weiten Teilen ästhetischer Theorie Gültigkeit besitzt. Die formalen Kunstanalysen von A. Wölfflin (1864–1945) gestalten dieses Paradigma weiter aus: Er baut darauf die Theorie der Sichtweisen auf: Das Bild verweist demnach mittels seiner Bildform auf Wahrnehmungsmodalitäten. D.h. in der Formgebung eines Bildes können nicht–gegenständliche Informationen auf vielfältige Weise repräsentiert sein: Die Infrastruktur eines Bildes kann der Infrastruktur einer ‚Anschauung' entsprechen. Der Begriff ‚Anschauung' kann entsprechend differenziert werden:

Ein Werk braucht in seiner Infrastruktur nicht das Abbild einer mit bestimmten Augen gesehenen Wirklichkeit zu sein; sie kann das Ergebnis eines (Gedanken-) Experimentes sein, die Darstellung einer Sache unabhängig vom Sehen zu konstruieren.

Heinrich Wölfflin (1864–1945) vernachlässig in seiner Theorie Emotionen (Gefühle, Stimmungen). Die schöne Kunst wird durch den Paradigmenwechsel zur erkennenden Kunst, da das Paradigma der symbolischen Form auch ein Paradigma der Sichtweisen ist. „Für das Paradigma der symbolischen Form ist es notwendig, neben der gegenständlichen Bedeutung eine weitere Bedeutung zu beschreiben, die man nur erschließen kann, indem man das Bild formal betrachtet." (Wiesing 1997: 148) Dadurch wird die Erkenntnisfunktion der formalen Bildbetrachtung (formalen Ästhetik) begründet, da das Bild eine Bedeutungsebene enthält, die mit der formalen Ebene zusammenfällt. Mit Max Bense (semiotische Ästhetik) kann man von der ‚Formmitteilung' sprechen, die das Bild durch die reine, formale Analyse über die reine Werkimmanenz hinaus, in semiotischem bzw. erkenntnistheoretischem Sinn besitzt.

Eine weitere Dimension kommt hinzu: Bilder die kein bestimmtes, erfahrenes Sehen wiedergeben, können auf das Sehen zurückwirken. „Mittels der sichtbaren immanenten Relationen von Bildern erhält der Mensch einen Zugang zu den unsichtbaren Zuständen der Anschauung. [...] Die Infrastruktur des Bildes eröffnet einen Einblick in die Syntax der Anschauung, in die Zustände des Menschen." (Wiesing 1997: 153) „Wenn man dem Umstand Rechung tragen will, dass auch in visuellen Wahrnehmungen ästhetische Strukturqualitäten manifest sind, dann bleibt der Bildbegriff auch zukünftig eine unersetzbare Kategorie für Bewusstseins- und Anschauungstheorien. [...] Nur durch Bilder werden Stilarten sichtbar, die die immaterielle Bildlichkeit der Wahrnehmung ausmachen, die deshalb [...] nicht als passives Abbild aufgefasst werden kann. Aus phänomenologischer Sichtweise bedeutet dies, dass es im Bewusstsein eine Bedeutungsschicht gibt, die nicht mit den Gegenständen, sondern den Formen der Darstellung zusammenfällt." (154) Es wird nicht erklärt warum eine Anschauung eine Vorstellung von etwas ist, sondern wann die zuständlichen Strukturqualitäten dieser Anschauung (Stil), die Unabhängig von der Intentionalität bestehen: „Es geht nicht darum, ob man sich ohne Annahme von geistigen Bildern erklären kann, wie man einen Körper in der Phantasie kreisen lässt, sondern ob man ohne Rückgriff auf Bilder verstehen kann, wie eine Sache dem Menschen je nach Zustand in unterschiedlichen Ordnungen sichtbar erscheint [...]. Nur das Bild kann zeigen, was es heißt, im Medium der menschlichen Sinne Erfahrungen zu machen." (154)

Im zweiten Schritt (Paradigmenwechsel) geht Fiedler dazu über, die Erkenntnisfunktion des Bildes bzw. die kognitive Funktion (anschauliche Erkenntnis) (Wölfflin) und die formale Funktion (sinnliche Schönheit) (Herbart/ Zimmermann) durch einen Wechsel der Perspektive aus der neukantianischen Auffassung heraus weiterzuentwickeln. „Der Perspektivismus ist für die vielen möglichen Formen des Bildes eine zu enge Perspektive. Nicht in jedem Bild spielt es notwendigerweise eine Rolle, wie der Wahrnehmungsapparat funktioniert, welche Sichtweisen durch die Infrastruktur dargestellt sind und wie das Sehen erzogen und gelernt werden kann." (Wiesing 1997: 156f.)

Das Paradigma der reinen Sichtbarkeit (‚Bilder sind Sichtbarkeitsgestaltungen') entsteht unter der Prämisse: von der Sichtweise zur reinen Sichtbarkeit. Fiedler fasst das Kunstwerk als autonom auf. Es ist damit weder einer Schönheitsnoch einer Erkenntnisfunktion verpflichtet. Die Abwendung von der Schönheitsfunktion eines Kunstwerkes ist bereits bei Rosenkranz (vgl. 1873: Ästhetik des Hässlichen) begründet, die Abwendung von der Erkenntnisfunktion begründet Fiedler mit der notwendigen Befreiung des Bildes von normativen Vorschriften: „Erst wenn wir zu dieser Unbefangenheit der Kunst gegenüber gelangt sind, können wir ihr etwas verdanken, was freilich etwas ganz anderes ist, als die Förderung unserer wissenden, wollenden, ästhetisch empfindenden Natur." (In: Vom Ursprung der künstlerischen Tätigkeit, [1887] 1991: I, 218)

Für Fiedler sind die Empfindungen, die ein Bild auslöst bzw. die Reflexionen, die an ihm ablesbar sind, durch das Interesse und die Interpretation des Betrachters bestimmt. Durch die Orientierung der Phänomenologie an der Wahrnehmung wird das Bild zur Darstellung einer Ordnung des Sichtbaren (bzw. durch das perspektivische Denken des Neukantianismus) die nicht als ‚unmittelbares' angesehen werden kann: „Was wir nur mittelbar als der Empfindung oder der Reflexion zu gute kommend aus dieser Welt von Gebilden uns aneignen, das, wissen wir, sind Nebenwerte, die zwar durch die künstlerische Arbeit mit ins Leben gerufen werden, ohne jedoch als bestimmende Mächte da angesehen werden zu können, wo die bildnerische Arbeit unverfälscht auftritt." (207) Interpretationen dieser Art sind nach Fiedlers Einschätzung keine rein formalen Bildbetrachtungen.

Seine Argumentation führt Fiedler über die (spätere) Auffassung Wölfflins hinaus: „Formal betrachtet ist nämlich der Umstand, dass ein Bild durch seine immanenten Relationen eine Sichtweise darstellt, genauso nebensächlich wie der Umstand, dass die Gestalt des Bildes einen Gegenstand abbildet. Beides sind Formen der Referenz: einmal Referenz auf subjektive, innere Zustände und einmal Referenz auf objektive, äußere Dinge." (Wiesing 1997: 158)

Dadurch, dass Fiedler neben dem Objekt (wie in jeder formalen Ästhetik) auch die Zuständlichkeit für nebensächlich erklärt, ermöglicht ihm die Überwindung der neukantianischen Perspektive. Die Stellung des Betrachters und Fragen nach der Möglichkeit eines ‚Bildseins' ohne Rezipient werden dabei nicht negiert: Es geht ihm darum, die in eine Darstellung einfließende Subjektivität und Zuständlichkeit, das sog. Kunst- und Formwollen, als auf der formalen Ebene unwichtiges zu kennzeichnen: „Die Oberfläche eines Bildes kann gegenüber der Wahrnehmungsorganisation des Auges genauso selbständig sein wie gegenüber Objekten, und zwar genau dann, wenn diese sichtbar werdenden Zustände, [...] selbst noch einmal als eine Art von Substanz und Gegenständlichkeit erkannt werden." (158) Im Gegensatz zur Relationenlogik (vielfach auch in modernen kognitive Ansätze) sind die Formen eines Bildes bei Fiedler autonom, da der Zusammenhang von Abbildungsverhältnis zu Wahrnehmungssyntax nicht existieren muss. Ob die Formen eines Bildes schön sind oder Erkenntnisfunktionen übernehmen können ist nicht relevant – befreit von diesen Normierungen kann die Bildoberfläche zum Ganzen des Bildes werden! Daraus ergibt sich die Frage was die Formen eines Bildes von den Formen eines Gegenstandes unterscheidet? Was ist aus dieser formalen Perspektive ein Bild? Wie unterscheidet sich die syntaktische Struktur eines Bildes von einem Ornament oder einer Tapetenstruktur? Fiedler benennt als Antwort das Paradigma der reinen Sichtbarkeit: „Dass etwas hervorgebracht wird, was nur um seiner Sichtbarkeit willen vorhanden zu sein scheint" (Fiedler [1887] 1991: I, 209)

Das heißt, Bilder können als „Sichtbarkeitsgestaltungen" aufgefasst werden: Die reine Sichtbarkeit des Bildes ist eine eigenständige ‚Form des Seins'. Sie ist nicht eine vom Sein abhängige Form des Scheins, sondern eine eigenständige Entitiät des Seins. (Wiesing 1997: 163) Interpretationen die während des Isolierungsprozesses stattfinden, beeinträchtigen dieses Bildverständnis nicht, denn ein Bild konstituiert seine autonome Wirklichkeit nicht durch die sichtweisenbedingte Deutung der sichtbaren Welt, „sondern durch die Abspaltung und Verabsolutierung der Sichtbarkeit zu einem Material ohne Substanz." (163) Der Künstler soll „das Interesse an der Sichtbarkeit eines Dinges so isolieren, dass die Vorstellung eines Gegenstandes, an dem die Sichtbarkeit erscheint, gänzlich schwindet und diese letztere zu einer selbständigen Form des Seins wird." (Fiedler [1887] 1991: I, 191) Durch diese radikale Entfernung vom Standpunkt, dass das Bild (ausschließlich) reproduzierte Wahrnehmung ist (implizit verbunden mit der Dekonstruktion der materiellen Sichtbarkeit) „kann jene Welt der Kunst entstehen, in der sich die Sichtbarkeit der Dinge in der Gestalt reiner Formgebilde verwirklicht." (193)

Die semiotische Differenzierung die Fiedler vornimmt, liegt in der These, dass die reine Sichtbarkeit als Zeichen als eine semiotisch neutrale Form des Seins zu bestimmen. Daraus folgt, dass sie ein Zeichen sein kann, aber nicht sein muss.

Die (nachträgliche) Nutzung eines Bildes als Zeichen für etwas, baut damit auf dem Sein des Bildes als reine Sichtbarkeit auf: „Auf einem Bild bleibt eine Sache sichtbar, auch wenn diese dargestellte Sache in keiner semantischen Relation zu etwas steht." [i. e. S.: ungegenständliches/ abstraktes Bild] Fiedler entwickelt letztlich die „Idee eines asemantischen Bildes, das weder auf einen Gegenstand noch einen Zustand zeigt, sondern einzig eine reine Form der Sichtbarkeit konstituiert und gestaltet." In diesem Sinn sind durch die theoretischen Ausführungen Fiedlers Bilder denkbar, die keine Symbole sind. (Wiesing 1997: 166f.)

Interessant ist die Schlussformulierung Wiesings für die Theoriebildung der Kunsttherapie (Wertung, Prozessbestimmung/ –bildung, Repräsentationstheorien): „In dieser Hinsicht ist seine [Anm.: A.S.: Fiedlers] Ästhetik eine Aufforderung an den Künstler, eine Bildform zu finden, deren Produktionsmaxime lautet: Höre auf, bei der Produktion die sichtbare Wirklichkeit interpretieren zu wollen und versuche statt dessen, das Schaffen eines Bildes als das Bauen eines Gegenstandes zu verstehen, auf dem die Sichtbarkeit zu einer selbständigen Form des Seins wird!" (167)

Nach der Entwicklung einer theoretischen Grundlage zum Verständnis des ‚materialen Produktes' als Erkenntnismöglichkeit bzw. interpersonale, autonome Form der Erkenntnis, sollen nun die inter– und intrapersonalen Prozesse in der Kunsttherapie diskutiert werden.

Ästhetisches Urteil und Beziehung in der Kunsttherapie: Eine Form der Erkenntnis

Zustandsbeschreibungen | Abstand zum Bild | Gescheiterte Konsolidierung | Unzufriedenheit mit der Interaktion | Interpretation: Produzent und Betrachter | Ästhetische Gegenstände | EXKURS_Die Problematik des Fehlens einer Entwicklungstheorie der Zeichenfertigkeit/ –fähigkeit Erwachsener für die Einschätzung von Bildern in therapeutischen Kontexten_ | Produktneid als Zeichen | Neid auf Integration

Zustandsbeschreibungen

Kunsttherapie, auch wenn sie in Privatpraxen zunächst unter ‚Ausschluss der Öffentlichkeit' stattfindet, muss sich immer mit den Faktoren der ‚Beurteilung' bzw. ‚Bewertung' durch Personen auseinandersetzen, die nur mittelbar dem Therapieprozess angeschlossen sind. Die Bewertungen von Patientenarbeiten setzen sich mit deren Ausdruck, Inhalt und möglicher Bedeutung auseinander und findet auf der Grundlage der persönlichen Erfahrung mit Kunst und auch eigener künstlerisch-kreativer Praxis der Beurteilenden statt. Zu den Aussagen, die Therapeuten, Pflegepersonal, Ärzte, Supervisoren und Angehörige über die Patientenarbeiten machen, gehören auch negative, abwertende. Therapeuten bzw. Betrachter die kein ‚direktes' Produkt aus dem Kontakt mit dem Patienten vorweisen können, haben Schwierigkeiten z.b. die im Patientenzimmer präsentierten Bilder angemessen im Hinblick auf ‚Erfolg' des Patienten einzuordnen. Es stellt sich die Frage wie Therapeuten, Pflegepersonal, Ärzte, Supervisoren und Angehörige generell mit ‚Erfolg' bzw. ‚Heilung' umgehen. Für die Kunsttherapie kann dies anhand des ‚Produktes' analysiert werden. Bilder werden nicht als Zustandsbeschreibungen des Patienten betrachtet, die eine bestimmte Veränderung konstatieren, sondern oft mit Erfolg des Kunsttherapeuten und seiner Person verwechselt statt der Besonderheit der Visualisierung durch das Medium in der Therapieform zugeschrieben. Betrachter empfinden Frustration durch die fehlenden Produkte der eigenen Arbeit bzw. Beziehung und sind auf die sichtbaren Erfolge des Kollegen ‚neidisch'. Teilweise vermuten sie, die Bilder seien nicht vom Patienten allein gemalt. Besondere Schwierigkeiten ergeben sich bei Bildern die in Dialogform von Klient und Therapeuten entstanden sind.

Die bei den Betrachtern stattfinden Prozesse kann man als unterschiedliche Ausformungen von ‚Produktneid' bezeichnen. Er kann auf drei Ebenen auftreten: Auf der Ebene des Umfeldes, innerhalb des kunsttherapeutischen Prozesses bzw. jeweils beim Kunsttherapeuten und beim Klienten intrapersonal und ist jeweils in Abhängigkeit mit Bewertungs- und Erkenntnisprozessen zu sehen.

Das Bild in einer Kunsttherapie fungiert (auch) als Zeichen eines Transformationsprozesses (Semiose), den der Betrachter durchführt. Grundlegend beim Begriff Produktneid im kunsttherapeutischen Kontext ist, dass eine Inversion des Werteschemas des Betrachters stattfindet. Die Zuschreibung bei einem Patienten bzw. das Labeling ‚Krankheit' geht verloren bzw. wird schrittweise aufgelöst: Der Patient wird aufgrund eines Produktes im Prinzip anders beurteilt, als zuvor im Therapieprozess. Um diese Veränderung wahrzunehmen, muss der Betrachter (z.B. Therapeuten, Pflegende, Besucher, aber auch der Klient) diese Möglichkeit zulassen können. Das Bild wird zum Zeichen für eine veränderte Bedeutung des Menschen, der Symptome bzw. der Situation. Das Bild wird Mittel für die Selbstwahrnehmung oder ‚Selbst–Aktualisation' aller Beteiligten.

Es muss eine Erkenntnissemiose durchlaufen worden sein, damit das Persönlichkeitskonstrukt ‚Produktneid' vom Betrachter aktualisiert wird. Dies geschieht im Ablauf einer Therapie normalerweise mehrfach, linear-prozesshaft. Jede Stufe des Aufbaus semiotischer Fähigkeiten des Patienten, die sich z.B. in seinem Umgang mit dem Material zeigen, nimmt der Kunsttherapeut als ‚mehr' an Realitätsbezug beim Patienten wahr. Diese Erkenntnis basiert auf der Umwertung bzw. Generierung von Zeichen des Patienten im aktuellen therapeutischen Zusammenhang, die ein Therapeut, als an dieses Kommunikationssystem angeschlossener, prinzipiell wahrnehmen kann.

Neid als negativ besetzter Begriff, wird in der Kunsttherapie bzw. in Therapie– und Heilberufen üblicherweise nicht diskutiert. Dies liegt u.a. auch an einer wenig umfassenden Transformation psychoanalytischer Begrifflichkeit in den Bereich Kunsttherapie. Als Beschreibung für das Verhalten eines Therapiegruppenmitgliedes oder gar des Therapeuten erscheint dieser Begriff zunächst ungeeignet. Betrachtet man Neid als provokative Möglichkeit, dass in verschiedenen kunsttherapeutischen Ansätzen bruchstückhaft beschriebene Spannungsfeld Bild–Klient–Therapeut umfassender zu betrachten, ergeben sich neue und interessante Perspektiven.

Abstand zum Bild

Die untrennbare Verbindung der Funktionen Therapeut–Patient–materiales Produkt in der Kunsttherapie machen es schwierig zwischen therapeutischem und ästhetischem Produkt zu unterscheiden. Dazu kommt die Rezeption und Reaktion im System ‚Gesundheit' auf diese Elemente. Die verschiedenen Ebenen, die angesprochen werden, verändern die Position, den ‚Abstand' zu Patient, Therapeut und Produkt im Betrachter.

Das materiale Produkt der Kunsttherapie ist für den Betrachter: die Malerei des Klienten, das Bild des Gruppenmitgliedes in der Therapiegruppe, das Können eines Therapeuten, der den Patienten beim Malen aktiv unterstützt. Für die Rehabilitation gehören in dieses System auch: die Betreuung (als das Produkt des Angehörigen), der Einsatz speziellen Pflegewissens (als Produkt des Pflegenden), die medizinische Therapie (als Produkt des Arztes), die fachliche Reflektion des Verhaltens des Kunsttherapeuten (als Produkt des

Supervisors). Das Produkt kann eine bestimmte Qualität in einer Beziehung sein: der individuelle Kontakt, der Einsatz spezieller Kenntnisse, der Austausch von „power" (Dowd 1975) bzw. Macht. Aber auch ein Nicht–Produkt: die fehlende menschliche Beachtung, der fehlende Erfolg in der pflegerischen und therapeutischen Bemühung bekommt unter dieser Betrachtungsperspektive Bedeutung.

In der kunsttherapeutischen Theorie setzt sich z.b. Robbins (1987) mit Konkurrenzverhalten auseinander: Er beschreibt eine Konkurrenz – im Innersten einer therapeutischen Beziehung – welche sich auch auf materiale Produkte bezieht. In der ‚Expressive Therapy' ist der grundlegende Bestandteil der Therapie die „Spiegelübertragung". Diese „echte Beziehung" bildet die Grundlage der Empathie des Therapeuten für seinen Patienten. Innerhalb des entstehenden erweiterten (Zuständigkeits–) Bereiches, gibt es weniger direkte Interpretationen der entstehenden Produkte und ein größeres Maß an Reflexion des Prozesses. Das Produkt wird Teil der therapeutischen Matrix, die sowohl stimulierende, wie auch reflektierende Funktion übernimmt. Innerhalb dieser sind Therapeut und Patient ganzheitlich verbunden, können ihre Separiertheit dabei paradoxerweise aber aufrechterhalten: „Die ‚Spiegelübertragung' schließt die Entstehung traditioneller Faktoren wie Vergleich, Rivalität, Eifersucht und ähnliches innerhalb der therapeutischen Matrix nicht aus." (52)

Gescheiterte Konsolidierung

Fokussiert man auf einen ipsomatischen Zugang zum materialen Produkt, so ergeben sich in der Kunsttherapie zumindest für eine phänomenologischen Betrachtung in drei Hauptphasen (vgl. Nucho 1987) Entstehensmöglichkeiten für Produktneid: Zunächst in der Betrachtung des Produktes durch den Patienten, dann im Dialog des Patienten mit dem Therapeuten, sowie im inneren Dialog des Therapeuten mit seinen subjektiven Gefühlen und Erfahrungen, die bei der Betrachtung des Produktes aufkommen. Die beiden letzten Phasen können in Prozesse der Distanzierung, Dekodierung und Übersetzung der visuellen, in konventionalisierte verbale Information, und Konsolidierung alter und neugewonnener Information differenziert werden. Bei den vielfältige ‚Übersetzungsleistungen' ergeben sich multiple Entstehungsmöglichkeiten für Produktneid: Während der Prozesse der therapeutischen Interaktion besteht z.B. die Möglichkeit der Entfremdung durch nicht wechselseitig aufrechterhaltenes Engagement, eine Mangel an Solidarität – nicht Sympathie, wie Goffman ([1967] 1986) ausdrücklich feststellt. Es geht dabei um die unausgesprochene soziale Verpflichtung der Interaktionsteilnehmer vom jeweiligen Gegenüber zu erwarten, dass er „sich darum bemüht, Sympathie zu entwickeln und sie ihm entgegen zu bringen." Die therapeutische Bemühung scheitert an einem Fehlen der sozial geforderten „nichtrationalen Impulsivität" bzw. einer durch die „Interaktionsrolle" entstehende Gewährleistungspflicht, durch die Andere ihr Engagement aufrechterhalten können. (128f.)

Unzufriedenheit mit der Interaktion

Die „Unzufriedenheit mit der Interaktion", in diesem Falle in der kunsttherapeutischen Situation, ergibt sich aus der Ablenkung von Außen, der Ich–Befangenheit, der Interaktions–Befangenheit und der Fremd–Befangenheit. (Goffman [1967] 1986)

Die „Ablenkung von Außen" lässt eine ungeteilte Konzentration auf die Interaktion, entweder durch Ablenkung, bei Goffman auch als „präokkupierende Normvorstellungen" bezeichnet, nicht zu. Durch die Übernahmen von Zuschreibungen seiner Interaktionspartner, die sein Persönlichkeitskonstrukt verändern, kann sich der Interagierende zunächst auf Neues konzentrieren, stellt er dann aber fest, dass die Fremddefinition seiner Persönlichkeit nicht zutrifft, wird er sich aus der Interaktion zurückziehen. Dabei wird der Dissonanz von Selbstkonzept und Fremdkonzept häufig die Ich–Befangenheit folgen, als Form des Rückzugs aus einer sozialen Interaktionen, wie sie die therapeutische Beziehung darstellt.

Fordert ein Interaktionsteilnehmer aufgrund seines besonderen Verantwortungsgefühls ein angemessenes Engagement der Teilnehmer für den guten Verlauf der Interaktion und wird enttäuscht, so kann dies Interaktions–Befangenheit zur Folge haben. Aber auch „der übermäßige Eifer des einen führt zu Entfremdung des anderen." (135)

Die Fremd–Befangenheit stellt sich ein, wenn der Interaktionspartner durch einen Kommunikationsteilnehmer abgelenkt wird. Dieser ‚Teilnehmer' kann auch das materiale Produkt der Therapie oder eine   Reaktion Außenstehender sein. Stellt sich bei einem Interaktionspartner eine übermäßige Befangenheit ein, kommt es zu einer Verminderung des Engagements in der Therapie. Der Interaktionspartner erscheint dann als unvollkommen, was den Fremd–Befangenen dazu verleitet, ihm bestimmte Charakteristika zuzuschreiben, um sich die Ablenkung zu erklären. Auch

Irritationen, Goffman führt z.B. visuell wahrnehmbare „geringe Defekte" an, sind ‚Entstehungsmöglichkeiten' für Fremd–Befangenheit. Sie haben Auswirkungen auf das Kommunikationssystem des Interaktionsteilnehmers, da er „in seinen eigenen oder in den Augen anderer" unvollkommen wird. (129ff)

In der Therapiesituation bedeutet dies, dass der Patient durch seine linear–prozesshafte Veränderung nicht mehr dem Krankheits- bzw. Rollenbild entspricht, mit dem der Therapeut die Therapie begonnen hat. In der Neubestimmung dieses Bildes kann Befangenheit entstehenden bzw. liegt die theoretische Möglichkeit der Verschiebung der „präokkupierenden Normvorstellung" – eines Vorurteils, hin zu einer Entwertung der eigenen Person und einer falschen Einschätzung der Fähigkeiten des Patienten. Eine Folge daraus kann in der Kunsttherapie der Produktneid sein: Krankheits- bzw. Rollenbild und ästhetisches Produkt weisen eine signifikante Divergenz auf.

Interpretation: Produzent und Betrachter

In der Kunsttherapie bestehen verschiedenste Herangehensweisen für die Interpretation bzw. Bewertung des entstehenden ästhetischen Produktes. Für Dewey ([1935] 1995) liegt in der therapeutischen Interpretation ein „reduktionistischer Trugschluss vor, wenn Kunstwerke auf der Grundlage von Faktoren ‚erklärt' oder ‚interpretiert' werden, die nur nebenbei in ihnen enthalten sind." (366) Zu oft erfahren die Faktoren der Entstehung eines Kunstwerkes und sein ästhetischer Gehalt in der Bewertung eine Verschiebung in ihrer Bedeutung. Die Verschiedenheit von Material und

Stoff, die Differenzierung von Medium und Wirkung durch den Künstler (Patienten) machen den Unterschied aus, die Dewey als „künstlerischer Substanz" und „Thema" kennzeichnet. Für ihn besteht „ein tiefer Unterschied zwischen dem Kunstwerk als einem Hilfsmittel, einem intellektuellen Vermittler, durch den ein Künstler seinen Stoff empfängt und ihn seiner unmittelbaren Hörerschaft weiterleitet und Form und Inhalt dieses Werkes." (369) Setzt man das Bild als Zeichen des Patienten für einen veränderten Realitätsbezug ein, kann es somit auch für den Patienten selbst Produktneid auslösen. Mit Dewey kann man sagen, dass der Produzent in sich die Haltung des Betrachters verkörpert, da „Kunst als Entstehungsprodukt [...] mit der Ästhetik in der Wahrnehmung organisch verbunden" ist. (63) D.h. die semiotischen Fähigkeiten des Patienten ermöglichen eine Veränderung, die am ästhetischen Produkt zunächst nur für den Patienten selbst ablesbar ist. Form und Inhalt können im Bild bereits material festgelegt sein, wenn der „Stoff" transformiert wird.

Analysiert der Therapeut das Kunstwerk in der Relation „von auf sich bezogenen Werten", so ist er auf der Suche nach den Eigenschaften des ästhetischen Objektes, nach den Erfahrungen aus denen sich das Kunstwerk für ihn konstituiert: „um zu perzipieren, muss der Betrachter Schöpfer seiner eigenen Erfahrung sein." (68)

Der Therapeut wird zum Kritiker, der sich nicht mehr nur mit dem materialem Produkt/ ästhetischen Objekt beschäftigt, sondern sich im Vergleich verschiedener Objekte selbst offenbart. Er gewinnt einen „Überblick" und kommt schließlich zu einer zusammenfassenden Feststellung: „Seine Kritik wird zu einem sozialen Dokument und kann von anderen überprüft werden, denen dasselbe objektive Material erreichbar ist." (358)

Der Kritiker/ Therapeut wird dabei beachten, dass er nur der aktuellen Situation heraus beurteilen kann: Er beurteilt „den Eindruck, der ihm zu einer bestimmten Stunde seiner eigenen Geschichte begegnet, indem er die objektiven Gründe erwägt, die in diese Geschichte Eingang gefunden haben." (355) D.h., dass der „Gegenstand der ästhetischen Kritik die Perzeption ästhetischer Objekte ist" und somit auch die Qualität der Perzeption des Beurteilenden die Kritik bestimmt. Perzeption ist dabei mit einem „Akt der Neuschöpfung" verbunden, ohne den „der Gegenstand nicht als Kunstwerk perzipiert" wird. (69) Neben den analytischen und perzeptiven Qualitäten muss der Kritiker auch ein „intensive[s] Gefallen an den bestimmten Gegenständen" haben, ohne der „Kategorienverwechslung" zu verfallen. Als Kunsttherapeut darf er nicht der Versuchung erliegen, „das spezifisch Ästhetische in Begriffe irgendeiner anderen Art von Erfahrung zu übersetzten." Es kann sonst dazu kommen, dass das Kunstwerk behandelt wird, als wäre „es eine Neuausgabe von Werten (...) die schon auf anderem Gebiet der Erfahrung kursieren." (36off)

Übersetzt der Kritiker „spezifisch Ästhetisches" in Begriffe, die nicht oder nur teilweise auf dem beurteilten Produkt basieren, geht die Funktion als „soziales Dokument" verloren. Das Urteil ist nicht mehr nachvollziehbar. Er differenziert seine aktuelle Beurteilung, die auf der Wahrnehmung der Patientenarbeit beruhen sollte, nicht mehr von seiner „Geschichte", seiner nicht–ästhetischen Erfahrung und seinen subjektiven Werten. Der Kritiker beurteilt nicht mehr das Kunstwerk, sondern sich selbst. Für Dewey wird „auf seiten des Betrachters wie des Künstlers [...] Arbeit geleistet." Für den Akt der Kategorienverwechslung findet er harte Worte: „Wer zu faul und untätig oder wer zu sehr in Konventionen erstarrt ist, um diese Arbeit zu bewerkstelligen, der wird weder sehen noch hören. Seine ‚anerkennende Bewertung' wird ein Gemisch sein aus Resten von Angelerntem, Konformität mit Normen konventioneller Bewunderung und konfuser, wenn auch echter emotionaler Erregung." (69)

Für Patient, Kunsttherapeut und andere Betrachter gehört zur „Geschichte" immer auch die Krankheit. Krankheit als zeitlich–soziales und psychologisches Phänomen, das Einfluss auf die Wahrnehmung des ästhetischen Objektes nimmt. Eine Veränderung des Phänomens Krankheit, wie es Patienten in rehabilitativen Einrichtungen und therapeutischen Kontexten anstreben, wird nicht bei allen Betrachtern synchron wahrgenommen: D.h. es kann eine Asynchronizität im Sinne der „Kategorienverwechslung" bezüglich des spezifisch Ästhetischen des Patientenbildes bestehen – der Zeitfaktor wird bestimmender Auslöser von Produktneid.

Ästhetische Gegenstände

Ingarden (1969) definiert das Bild bzw. das Kunstwerk als ein Instrument, das durch die Begegnung mit dem „ästhetisch Erfahrenden", dem Betrachter, in der Kunsttherapie speziell dem Therapeuten, den „ästhetischen Gegenstand" konstituiert und regelt. Ein Werturteil über ein Bild entsteht, ausgelöst durch eine „ästhetisch aktive Qualität am Kunstwerk", auf der Basis einer spezifischen „Ursprungsemotion." Darauf aufbauend wird der subjektabhängige „ästhetische Gegenstand" gebildet, der die Repräsentation des Kunstwerkes für den Erlebenden übernimmt. In „Werterfassung, -antwort und -urteil" bezüglich des ästhetischen Wertes bezieht sich der Betrachter demnach immer auf seine individuelle Repräsentation des Kunstwerkes als „ästhetischen Gegenstand". Dies führt zu Problemen auf mehreren Ebenen. Zunächst ist die Erfassung des „ästhetischen Gegenstandes" durch „Unbestimmtheitsstellen" gekennzeichnet. Das „erlebende Subjekt" aktualisiert nur bestimmte Teile eines Kunstwerks im „ästhetischen Gegenstand", bedingt durch die „ästhetische aktive Qualität" und die nicht eindeutige Bestimmtheit eines Kunstwerkes im Sinne eines „schematischen Gebildes": entscheidend beim Betrachter für die „Konkretisierung des ästhetischen Gegenstandes" ist die „adäquate emotionale Wertantwort auf die bereits zur Anschauung gebrachten Wertqualitäten, bzw. Werte." Das Sehen und Hören bzw. die Arbeit, die zur Neuschöpfung des Gegenstandes geleistet werden muss, damit er nach Dewey (s.o.) zum Kunstwerk wird, differenziert Ingarden durch die Stufe der Wertantwort, die sich auf die individuell neugeschöpften bzw. am Kunstwerk erkannten Qualitäten bezieht. D.h. für Ingarden dient das Kunstwerk als Instrument: „Das Kunstwerk ist ein Werkzeug, das dem Zweck dient, in der Begegnung mit dem ästhetisch Erfahrenden den ästhetischen Gegenstand und insbesondere auch die in dem letzteren verkörperten ästhetischen Werte zur anschaulichen Selbstgegebenheit zu bringen und sie dem Erfassenden zur Auskostung und Anerkennung zu bieten." (1969: 23)

Durch die „Ausgestaltung des ästhetischen Gegenstandes und durch die Verhaltensweisen des Erlebenden bedingt" kann die „Wertantwort" fälschlicherweise auf das Bild und nicht auf den „ästhetischen Gegenstand" angewendet werden. Konkretisierungsmöglichkeiten, die das Kunstwerk zulässt, werden dann nicht aktualisiert. Die erkannten Werte und Eigenschaften aber „über die von der ästhetischen Erfahrung gestreckten Grenzen hinaus" auf das Bild bezogen. Ingarden spricht von einer „beträchtlichen Komplizierung der erkenntniskritischen Problematik" und einer Quelle von vielen Fehlurteile, da das „Werturteil" sich im Prinzip sowohl auf das Bild, als auch auf den „ästhetischen Gegenstand" beziehen lässt. In der Kunsttherapie fließt in die Beurteilung von Bildern als Hintergrundwissen der psychische und physische Zustand des Produzenten zum Zeitpunkt des Malens mit ein. So können sich z.b. Bilder von alten, kognitiv stark eingeschränkten Menschen ganz erheblich von den Produkten aus ihrer Altersgruppe unterscheiden. Dennoch stellen sie oft eine ganz erhebliche Leistung dar. Die Beurteilung der Bilder ohne Hintergrundwissen würde zu einem Werturteil führen, ohne dazu einen adäquaten ästhetischen Gegenstand gebildet zu haben.

Die Möglichkeiten der erkenntniskritischen Betrachtung liegen in der differenzierten Auseinandersetzung mit der ästhetischen Erfahrung. Es stellt sich die Frage, ob das Bild durch den Betrachter überhaupt differenziert erfasst wird. Ingarden unterscheidet in den künstlerischen und den ästhetischen Wert, der einem Kunstwerk immanent ist und zeigt auf, dass im Prozess der Werturteilsfindung an allen Stellen subjektabhängige Verschiebungen auftreten können. Abgesehen von der Möglichkeit einer adäquaten sprachlichen Gestaltung des Werturteils, besteht wiederum eine „Zuordnungsproblematik": Sind beide Werte unterschieden worden in ihrer Erfassung? Oder ist der Prozess der Urteilsfindung schon durch die fehlende Trennung dieser beiden Werte beeinflusst? Besondere Bedeutung erhält die Beurteilung von ästhetischem und künstlerischem Wert durch die latente Verwechslung, die ‚Kategorienverwechslung', in der kunsttherapeutischen Umgebung.

EXKURS Die Problematik des Fehlens einer Entwicklungstheorie der Zeichenfertigkeit/ -fähigkeit Erwachsener für die Einschätzung von Bildern in therapeutischen Kontexten

Im Gegensatz zur Vielzahl der Untersuchungen zur Entwicklung der Zeichenfähigkeit bei Kindern, einer beachtlichen Anzahl der Darstellungen der Bildnerei von Jugendlichen, sind Darstellungen zu regulären Gestaltungsverläufen bei Erwachsenen äußerst selten. Untersuchungen beziehen sich fast ausschließlich auf „Formen psychopathischer Bildnerei" (Richter 1997: 161). Da „seit den Zeiten von H. Prinzhorn und H. Rennert kein selbständiges System von (regulären) Ausdrucksformen im Erwachsenenalter entdeckt werden konnte [,...] muss das die Behauptung herausfordern, dass ein solches System nicht existiert." (162) Um aber eine Charakterisierung von Produkten bei Erwachsenen wenigstens in Teilen vornehmen zu können, ist es wichtig, bestimmte, wenn auch nur sehr allgemeine, Kriterien über die ‚normale' Entwicklung bzw. die Möglichkeit des formalen Ausdrucks dem sog. pathologischem Ausdruck gegenüberstellen zu können. Die hier ausgewählten Konzepte der Entwicklung aus dem Bereich des künstlerischen Ausdrucks bieten auf die individuelle Entwicklung der Zeichenfertig Erwachsener übertragbare ‚Einordnungsmöglichkeiten' unter Bezugnahme auf gesicherte Erkenntnisse über die zeichnerische Entwicklung während des Kindes– und Jugendalters bzw. unter Fokussierung der Selbsteinschätzung des Produzenten (zumeist in Gruppenprozessen). Dabei wird der Entwicklungsbegriff durch den Begriff ‚Stil' abgelöst. Glas (1999) stellt ein u.a. kognitionswissenschaftlich fundiertes Kategorisierungs– und Erklärungsmodell der Kinder– und Jugendzeichnung vor, das von der Idee eines wiederkehrenden Formenrepertoires, bzw. Rückgriff und Modifikation auf frühere Gestaltungs–/ Ausdrucksformen im späteren Lebensalter ausgeht. Um die Dynamik in der Veränderung/ Verwendung eines zeichnerischen ‚Schemas' zu versinnbildlichen, wird der Begriff „Darstellungsformel" bzw. „Formelform" eingeführt. Diese grundsätzliche interessante Konzeption wird nicht konsequent verfolgt, da die kognitionswissenschaftlichen/ linguistischen Zusammenhänge von Wahrnehmung, Speicherung und insbesondere Abruf bzw. Formverwendung und Formveränderung im Verlaufe der Entwicklung nicht ausreichend konsistent belegt werden. Richter (1997) geht in seinem vielschichtigen und offenen Konzept davon aus, dass Erwachsene sich „in eine bestimmte Stelle der uns aus der Kinderzeichnung und Jugendbildnerei bekannten Entwicklungsform (wieder–) einhausen, an bekanntes, scheinbar überwundenes Formmaterial anknüpfen und dies für ihre individuellen Gestaltungsabsichten benutzen" können, da es „kein eigenes System des freien Zeichnens ungeübter Erwachsener" gibt. Die so entstehenden privaten/ privatistischen Werke sind eine Kombination aus erzählender Darstellung, Ausdruckabsichten und unbewussten Motiven. Die Bildnerei ist eine individualisiert aggregative und synkretistische Synthese aus „bildnerischen Ereignissen der Heranwachsenden und aus Vorgaben zeitgenössischer, kulturell und/ oder subkulturell geprägter Motive und Gestaltungsformen" ohne Nachweise einer linearen Entwicklungsabfolge, so dass von „irregulärer, individuell entwickelter, nicht kollektiv gewachsener Ausdrucksform im Erwachsenenalter" ausgegangen werden muss. (167f.)

Für die Kunstpädagogik bzw. den Bereich der kreativen Gestaltung im Freizeitbereich unterteilt Dauchert (1979) Kursteilnehmer eines speziellen Seniorenmalkurses in drei vor allem an ihrem Produktzugang unterscheidbare Gruppen. Zur ersten Gruppe gehören Menschen mit Vorkenntnissen, die sich häufig mit dem Kopieren von Vorlagen/ Postkarten beschäftigen und dabei einen beachtlichen Grad der Perfektion erreicht haben. Diesen Menschen bereitet es Schwierigkeiten, sich auf eigenständige Bildlösungen, die individuelle kreative Leistung, einzulassen. In der zweiten Gruppe besteht eine feste Vorstellung von dem, was Kunst ist, ohne sich an den technischen Leistungen der ‚Professionellen' messen lassen zu wollen. Im Malstil ist eine impressionistische Bildauffassung vorherrschend, was zum Einen eine lockere Maltechnik erzeugt; zum Anderen im Skizzenhaften, Unbestimmten bleibt. Die dritte Gruppe entspricht den theoretischen Vorstellungen der Strukturentwicklung bzw. den Vorstellungen über das Zeichenrepertoire von nicht künstlerisch fortgebildeten Erwachsenen. Die zeichnerischen Möglichkeiten entsprechen denen von 10–12jährigen Kindern. Die Freude am Schöpferischen und der Spaß am Kreativen ist die Hauptintention an einem Malkurs teilzunehmen. „Die Arbeiten dieser Gruppe lassen sich von Kinderzeichnungen meist nicht unterscheiden und verfügen ebenso wie diese über eine ungebrochene ästhetische Harmonik." (121) Diese drei Gruppen korrelieren nicht mit Alter, sondern offenbar mit dem ‚Ausbildungsstand' und können demnach im gesamten Erwachsenenalter auftreten. Dauchert unterteilt die Gruppen nach einem jeweils bestimmten Stil: Die Laienmalerei: dazu „gehören sorgfältig ausgearbeitete Bilddetails, die sich bilderbuchhaft aneinander reihen und deren eigenartige selbstbewusste Ungekonntheit dennoch zu einer überraschenden bildlichen Geschlossenheit kommt. Die Farbigkeit dieser materialen Produkte hat dabei eine ungewöhnliche Nähe zur Allgemeinvorstellung von ‚Moderner Malerei', die oft auf einer harmonischen Verwendung ungemischter und/ oder ungebrochener Farben beruht. Die Sonntagsmalerei ist Kinderbildern ähnlich und erzeugt dadurch eine ähnlich verständnisvolle Zuwendung; Die Naive Malerei, die im Zusammenhang mit Malern wie Henri Rousseau (1844–1919) gebracht wird und sich durch die „unbewusste Gestaltungsfähigkeit" und „Ursprünglichkeit" auszeichnet: „Der Vorgang der Auseinandersetzung mit den Darstellungsmitteln und das daraus resultierende Abbild eines inneren Prozesses wurde wichtiger als das Abbild der Natur." (122f.) Mit der naiven Darstellungsweise wurde die naturalistische Darstellungsweise bzw. die Beherrschung der Perspektive nicht mehr als Maßstab für ein gutes Bild betrachtet. Für die Malerei älterer und alter Menschen bedeutet dies zunächst, dass darstellerische Mittel nicht unbefangen im Sinne kreativer Bildlösungen betrachtet werden (können) bzw. deren Auswahl durch verschiedene u.a. kulturelle Kriterien mitbestimmt wird. Erwachsene haben zum einen große Hemmungen sich auf ihre ursprüngliche Zeichenfähigkeit einzulassen, da sie dabei eine zu große Parallele zu Kinderzeichnungen/ –malereien sehen. Dauchert wertet diese Darstellungsform auf: „Würde es leichter sein, sich auf die eigenen, auf diesem Gebiet naiven zeichnerischen Mittel einzulassen, so gäbe es wahrscheinlich eine große

Anzahl erstaunlich guter Maler." (132) Parallelisiert man die unterschiedlichen Formen des Produktzuganges nach Dauchert mit dem Phasenmodell zur bildnerisch–künstlerischen Entwicklung von Schulz (1987), so wird deutlich, dass Erwachsene die unterschiedlichen Entwicklungsphasen wieder aufnehmen können oder auf die bestimmte als Kind und in der Jugend erreichte Entwicklung im Produktzugang zurückgreifen und z.b. im Sinne eines Stilmittels bewusst einsetzen können.

Die bildnerisch–künstlerische Entwicklung verläuft nach Schulz (1987) in vier Phasen, deren Übergänge fließend sind und primär an quantitativen Veränderungen festgemacht werden. Die konstitutive Phase in der frühen Kindheit hat grundlegenden Charakter für die Talententwicklung. Die Wurzeln der kreativen Grundeinstellung reichen bis in die Kindheit zurück, in der später oft unbewusst wirkende ‚prägende' Grunderfahrungen gewonnen werden, die, zusammen mit in das Kindheitserleben insgesamt eingebetteten Grundbedürfnissen, „zur Bildung mehr oder weniger stabiler und dauerhaft wirksamer Antriebe und Verhaltensweisen beitragen und in vielfältiger Vermittlung das spätere Schaffen des Künstlers in gewisser Weise prädisponieren." (147f.) Das in Kinderbildern zum Ausdruck gebrachte Weltverhältnis kann die „stoffliche Grundlegung" für das spätere künstlerische Schaffen sein. In der umfangreichen Untersuchung an biographischem Material stellte sich heraus, dass zahlreiche bildende Künstler in ihrer Kindheit/Jugend nicht im herkömmlichen Sinne bildnerisch aktiv waren, so gestalteten sie doch mit Leidenschaft Objekte. (157f.) Die Bricollage bzw. freies Objektgestalten gilt als eine spezielle bildnerische Produktionsform vom Zeichnen bis zur Aktion, in der bildnerische Aktivitäten synkretistisch verschmolzen sind. Die Bezeichnung ‚Phase des Dilettierens' „mag manchem wie eine Beleidigung künstlerischer Integrität vorkommen", trotzdem meint Schulz, „gute Gründe zu haben und die entsprechenden Phänomene ins rechte Licht rücken zu können." (160) Verwendet man den Begriff in seiner ursprünglichen Bedeutung so ist „eine solche Phase [...] deshalb kein Weg in die Irre, sondern ein mehr oder weniger notwendiger Schritt der Talententwicklung." (164) Pseudokünstlerische Leistungen, wie das Abmalen von Postkarten, Comics, der Herstellung kunstgewerblicher Arbeiten etc. sind keine ‚Irrtümer' oder ‚peinliche Fehltritte', sondern Dokumente des Prozesses „den Weg zur Kunst zu finden." (164) Schulz wertet diese Produkte als Beweis dafür, dass die ‚Sprache der bildenden Kunst' nicht angeboren ist, sondern erlernt werden muss. Die Ausbildungsphase besteht in jeglicher Form des „bildnerischen Lernens". Sowohl „mehr oder weniger festumrissener Unterricht" als auch „autodidaktische Formen" dienen in dieser Phase dazu, „aus eigener Erfahrung Einsichten in Wesen und Eigenart bildnerischer Werke und Prozesse zu gewinnen." (165) Durch die Auseinandersetzung mit unmittelbar vorgelebten kreativen Haltungen und bildnerischen Einstellungen können ‚bildnerische Analphabeten' durch künstlerisch produktiv tätige ‚Bezugspersonen' in der ‚unmittelbaren Lebenswelt' bildnerisches Talent entwickeln. Die Phase der Selbstidentifikation besteht in der Entwicklung einer tragfähigen Lebenskonzeption und dem Ausbilden eines bestimmten bildnerischen Weltverhältnisses. Der unmittelbare Einfluss von Lehrerpersönlichkeiten und künstlerischen Vorbildern bzw. die speziellen Gestaltungsweisen künstlerischer Strömungen und Richtungen spielen eine wichtige Rolle für die Selbstidentifikation. Anschließen würde sich normalerweise eine produktive Phase, die mit einer Professionalisierung zu künstlerischer Höchstleistung führen kann. Die Entwicklungsmöglichkeit älterer und alter Menschen ist u.a. durch die physischpsychischen Einschränkungen gegenüber der kindlichen Entwicklung verändert. Das Phasenschema der bildnerisch–künstlerischen Entwicklung lässt sich aber als Struktur auf die Prozesse in der freien ästhetischen Auseinandersetzung übertragen. Geht man davon aus, dass im Verlauf der Kunsttherapie die bildnerische Kompetenz steigt, lassen sich die komplexen Faktoren, wie Materialbeherrschung und –auswahl, Lernen an Material und Steigerung in den Gestaltungsmöglichkeiten, die von den psychisch bestimmten Faktoren kaum abzugrenzen sind, bestimmen. Die Bestimmung dieser Verläufe und Veränderungen ist nur modellhaft möglich. Für die einzelnen Phasen sind die Kriterien zu modifizieren: Die sog. kreative Grundeinstellung (Konstitutive Phase) ist in allen kreativen Therapieformen zu diskutierendes Moment der Motivation des Patienten/ Klienten, ‚Arbeit', ‚Zeit' (o.ä.) in therapeutische und kreative Prozesse zu investieren. Inwieweit eine Grundeinstellung dann im Alter und hohen Alter eine Funktion übernimmt bzw. noch übernehmen kann, ist ungeklärt. Eine frühkindliche ‚prägende' Grunderfahrung, die nicht bis ins hohe Alter wirksam ist, kann evtl. von anderen ‚prägenden' Erfahrungen, z.B. krankheitsbedingten situativen Veränderungen substituiert werden. ‚Kunst zu finden' (Phase des Dilettierens) wird in vielen kunsttherapeutischen Prozessen unterstützt, ohne dass die dritte und vierte Phase erreicht wird. Dies mag an der Konzeption der kunsttherapeutischen Intervention, dem individuellen Verlauf u.a. liegen. Wenn aber das bildnerische Lernen (Ausbildungsphase) an Bedeutung gewinnt, verändern sich die ästhetischen Produkte des kunsttherapeutischen Prozesses. Die ästhetischen Produkte treten in ein Verhältnis zum ,Ausbildungsstand', das sowohl bildnerischen wie psychischen Kompetenzgewinn beschreibt. Die Ausbildung eines bestimmten Weltverhältnisses (Phase der Selbstidentifikation) ist mögliches Ziel der initiierten Erkenntnissemiose in der Kunsttherapie. Über einen bildnerischen Ausdruck adäquat zu kommunizieren, kann neben Katharsis, ,Leiblernen' oder der Produktion von ,verbaltherapeutischen Kommunikationsanlässen', mögliches Ziel oder Problem (s.u.) einer Kunsttherapie sein._

Produktneid als Zeichen

Der Produktneid kann sich auf das materiale Produkt als ästhetisches Objekt oder das therapeutische Produkt richten. Der außenstehende Betrachter konstruiert eine persönliche Position oder Wertigkeit in Relation zu einer, mehreren oder zu allen möglichen Beziehungen, die zu Bild, Therapeut und Patient möglich sind. Das im Betrachter entstehende Konstrukt verändert immer die zukünftige Beziehung. (Kelly 1963) Wird das kunsttherapeutische Produkt in einem institutionellen Rahmen als Kommunikationsmöglichkeit oder – anlass eingesetzt, muss man sich immer mit mehreren, sich gegenseitig auch beeinflussenden Ebenen des Produktneides analysierend auseinandersetzen. Kunsttherapeutische Prozesse können als individuelle, prozesshafte und richtungsoffene Erkenntnissemiosen gedeutet werden. Das materiale Produkt, im kunsttherapeutischen Zusammenhang wird durch individuelle Konstrukte des Therapeuten oder Betrachters zum Zeichen eines Menschen generiert. (vgl. Wichelhaus 1993) Der Produktneid kann zum Gegenstand der

Erkenntnis werden und im Sinne subjektgebundener Erkenntnis individuell allen an der Therapie Angeschlossenen widerfahren.

Produktneid kann selbst als Zeichen für eine Veränderung bzw. Erkenntnis, im positiven wie im negativen Sinne, gelten. Eine individuelle Erkenntnis, in der ein Produkt als zu beneidendes erscheint, sagt immer etwas über die Veränderung, die dem Konstrukt des Erkennenden bzw. des Betrachters widerfahren ist, aus. Diese Veränderung steht für: die Einschätzung aufgrund der ein ‚Neider' eine Situation versucht hat vorherzusagen, die Erkenntnis der Realität und die entsprechende Umbildung des individuellen Konstruktes. Der Erkennende wird zum ‚Neider', wenn er sein individuelles Konstrukt gefährdet sieht: Die Zukunft könnte anders verlaufen als bislang berechnet. Er ist verunsichert, da sein bislang gültiges Konstrukt die Realität evtl. nicht korrekt wiedergegeben hat. D.h. das System des Neiders ist verstört. (vgl. v. Schlippe et al. 1997)

In dieser Phase können Entwicklungen ausgelöst werden, Umkonstruktionen stattfinden bzw. angestoßen werden, die bislang durch spezifische Festlegungen innerhalb der Interaktion nicht möglich waren. Setzt man Produktneid in Zusammenhang mit dem systemtheoretischen/ therapeutischen Begriff der „Verstörung", wird die Bedeutung für die Kunsttherapie deutlich: Die Produktwertung, bzw. im Erkenntnisprozess der Produktneid, hat im Prinzip die Möglichkeit zur Produktumwertung zu werden. Die Erkenntnissemiose des Interpretanten kann in eine neue Richtung gelangen, wenn die bisherige Einschätzung der Produkte des Gegenübers verändert wird. Dazu besteht im Prinzip die

Möglichkeit, da die Erkenntnissemiose individuell und aktuell bzw. zeitgebunden ist.

Produktneid ist Ausdruck einer „Verstörung" und beschreibt die Reorganisation individueller Konstrukte in der therapeutischen Interaktion. Sie kann, muss aber nicht zwangsläufig zu einer passenderen Realitätsbeschreibung bzw. Konstruktbildung führen. Produktneid beschreibt richtungsoffen die Erkenntnissemiose eines Betrachters, durch die zunächst seine Subkonstrukte, hier die Vorhersagemöglichkeit aufgrund von Zeichen, verändert werden.

Neid auf Integration

Als erster ‚Neider' unter allen erscheint zunächst der Kunsttherapeut. Der Therapeut als Künstler, als Helfer, als Komponente im System ‚Rehabilitation', ist durch seine speziell konstruierte Beziehung zum Patienten und zum System besonders anfällig.

So können durchaus positive Reaktionen von Systemmitgliedern auf materiale Produkte des Patienten negative Reaktionen beim Therapeuten auslösen: die materialen Produkte des Patienten werden von Mitgliedern des Systems höher gewertet als das Therapieprodukt. Der Therapeut, dessen Produkt, die Therapie (d.h. nicht das Patientenbild), nicht zur Diskussion steht, gerät direkt zweifach in die Gefahr zum ‚Neider' zu werden: Er präsentiert sich durch den Patienten über ein Produkt, das ihm nicht gehört, von dem er sich als Therapeut und als Betrachter distanzieren muss, um z.B. seinen Persönlichkeitskonstrukt als Künstler, als Produzent individueller materialer Produkte, nicht zu „verstören"; gleichzeitig muss er sich den therapieimmanenten Ästhetik– bzw. Beurteilungskriterien im Sinne seiner Professionalität unterwerfen.

Die anderen im System beteiligten ‚Betrachter', die Mitpatienten, das Pflegepersonal, Therapeuten anderer Fachrichtungen und die Angehörigen müssen sich ebenso mit dem Produkt des Patienten, seiner und ihrer eigenen Beziehung zum Therapeuten auseinander setzten. Grundlegend sind dabei für alle die dargestellten, unterschiedlichen Stufen des Bewertungs- oder Urteilsfindungsprozesses und die allgemeine Möglichkeit ihrer Veränderung. Definiert der Betrachter den Kunsttherapieklienten um: vom Kranken zum Produzenten (Künstler), einem im Prinzip gleichberechtigten Kommunikationspartner, kann er ihn auch beneiden. Produktneid kann der Ausdruck einer bestimmten ‚Diagnose' sein (hier: wiederhergestellte Gesundheit) und die Vorstufe einer beginnenden Integration in das allgemeine soziale System werden.

Ein weiterer ‚Mechanismus' in kunsttherapeutischen Prozessen wird im Folgenden beschrieben: Frustration und Distanz werden hier anhand der Beziehung zum Material beschrieben und in ihren ‚Einsatzmöglichkeiten' analysiert.

Fokussierung kreativen Problemlösens

Mechanismus | Material und Frustration als Regulativ | Verändertes Zeichenproduktionssystem | Struktur: Lösungsorientierte Kurzzeittherapie | Struktur: reflecting team | Struktur: Dramatherapie | Struktur: Spirituelles Heilen | EXKURS_Darstellung reziproker Kommunikationsprozesse in Zeichnungen_ | Material als Fokus

Mechanismus

In der Kunsttherapie werden unterschiedlichste therapeutische Methoden und theoretische Modelle über Voraussetzungen, Prozesse und Interventionsmethoden für die Kunsttherapie in ‚Benutzung genommen'. Dabei werden selten die spezifischen Eigenarten der Kommunikation, die durch das Medium erzeugt werden, beachtet. Eine Therapie, die ein Mittel einsetzt, das eine eigenständige und dynamische Komponente enthält und dadurch Ziel und Ausgang der

Therapie bestimmt, wird in den vorhandenen, ‚benutzten' Therapieansätzen nicht berücksichtigt. Eine Fortführung bzw. Entwicklung der Analyse-Instrumente in bezug auf das Medium und die therapeutischen Mechanismen findet nicht statt. Die Neubestimmung von Begriffen und die Herstellung einer Diskussionsgrundlage bzw. einer ‚Folie' wird vermieden. Die ‚selbsttherapeutischen' oder ‚personimanenten' Komponenten der Kunsttherapie und die veränderte Rolle des Therapeuten werden nicht oder nicht ausreichend diskutiert bzw. wahrgenommen: Der Therapeut ist dem Medium ebenso ‚unterworfen' wie der Klient, nur die Kriterien sind dabei evtl. verschiedene. Es findet die zweifelhafte ‚Aufstockung' von bestehenden Theorien statt, die der grundlegend veränderten Struktur einer Therapie mit Medien nicht gerecht werden kann.

Hier soll nun ein konstitutiver ‚Mechanismus' der Kunsttherapie begrifflich gefasst und näher betrachtet werden.

Material und Frustration als Regulativ

Zunächst steht bei der Therapie das ‚materiale Produkt', der Erfolg eines Produktionsprozesses im Vordergrund. Zielvorstellungen werden entwickelt - vom Klienten und Therapeuten – evtl. verschiedene, aber dennoch benennbare. Demnach entsteht auch eine bestimmbare Motivation diese Ziele zu erreichen. Mit der Motivation besteht auch eine Möglichkeit zur Frustration bzw. zur theoretischen Bestimmung des Grades der Frustration.

Allgemein wird ‚Material' als Mittel in der bildenden Kunst nicht einheitlich definiert. Sowohl stoffliche Substanzen als auch Ideen, Gedanken (Josef Beuys: Gedankenskulptur) werden als ‚Material' betrachtet und in Benutzung genommen. Sie dient – hier zunächst als Gegenpool individueller Motivation aufgefasst – in der Therapie mit Medien als Möglichkeit die Suche nach Lösungen, die Entscheidungsfindung und Kritikfähigkeit zu schulen. Die Möglichkeit der Frustration wird dabei sowohl durch den Therapeuten, als auch durch den Klienten ‚dosiert'.

Der Klient kämpft mit den ‚Tücken des Materials', technischer Unfertigkeit und psychischer Veränderung während der Handlung, die es ihm nicht mehr möglich macht, das vorab bestimmte Ziel als wertvoll, befriedigend bzw. als ‚erreicht' zu erkennen. Diese Veränderung kann durch den Therapeuten im Sinne eines Übergeordneten Therapiezieles durchaus kalkuliert sein. Andererseits kann es vorkommen, das der Klient ein Ziel nicht erreicht, das der Therapeut als ‚Belohnung' vorgesehen hatte, um vorausgegangene Frustrationen aufzuwiegen.

D.h. ‚materiale Produkte' entscheiden in der Kunsttherapie über die Motivation bzw. Frustration eines Klienten, aber auch des Therapeuten.

In der anthroposophischen Richtung der Kunsttherapie werden dem Material von „Stofflichkeit" über „Stoffcharakter" bis hin zu „verdünnter Materialität" oder ‚verdichteter Materialität' Eigenschaften zugeschrieben, die als Abbilder von Lebensfunktionen gelten:

> „Ton ist nachgiebig, geschmeidig, verformbar. Er ist zugleich aus dem Wasser- und Erdenelement zusammengesetzt, enthält damit die Kräfte des Beweglichen, Lebendigen, Fließenden., Strömenden und diejenigen der Verfestigung, der Erstarrung, des Ab-

sterbens. Wenn Ton trocknet, wir ihm also das Wasser durch Aussetzen an der Luft entziehen, verfällt er der Erstarrung. Unser Knochengerüst stellt im Sinn der Austrocknung das Ergebnis eines solchen aus der ursprünglichen Weichheit in die Erstarrung überführten Prozesses dar." (Türk 1988: 131)

Interessant ist die Darstellung des Zusammenhangs von Psyche und Material:

„Um Ton tatsächlich formbar zu machen, muss er also ein mittleres Maß der Konsistenz haben, ein Mittelmaß an Verdichtungs- und Verdünnungstendenz. Dieses mittlere Maß drückt sich auch in der durch Ton möglichen Formgestalt aus. Wenn wir nämlich den Ton zu stark verdünnen, wird die Form in sich selbst zusammenbrechen. Wir müssen dem Ton dann Stabilisierungskräfte in Form eines Gerüsts in Holz oder Eisen – gleichsam eine Art Skelett – verleihen. Solche Formzusammenbrüche, die man ja in der Praxis oft erlebt, haben einen heilsamen psychologischen Effekt. Der Patient erkennt, dass er sich nicht zu weit vorwagen darf. Es ist gelegentlich sogar angebracht, manche Patienten zu einem solchen Zusammenbruch der Form zu führen, damit sie ihre eigene Situation von außen erleben." (132)

Türk bleibt die Kriterien nach denen der Patient ‚Formzusammenbrüche' erleben soll schuldig. Einen anderen Weg geht Selle ([1988] 1993) der Misslingen – Gelingen in Zusammenhang mit positiver Erfahrung stellt. Kunstpädagogik soll hier auch dazu dienen mit Widerständen umgehen zu lernen, da sie sonst „den Beteiligten womöglich die Erfahrung des Scheiterns und der Überwindung des Entgegenstehens vor[enthält]." (320) Selle definiert ‚Hemmung', ‚Enttäuschung' bzw. ‚Krise' als selbstverständlichen Bestandteil ästhetisches Lernens. In einem weiteren Schritt soll der Produzent dann auch lernen sich von seinem Produkt zu distanzieren. Das Produkt soll nicht zum Fetisch werden, keinen dauerhaften Wert zugeschrieben bekommen. Diese Auffassung muss für die Kunsttherapie je nach Klient, Situation bzw. Prozess und Ziel differenziert werden.

Bei Limberg (1998) übernimmt das Material die Funktion die beim Klienten vorhandene Distanz zum Produkt zu verändern. Dazu wird ‚Material' im kunsttherapeutischen Kontext zunächst auf ‚Farbe' begrenzt:

> „Die Konzentration auf die Farbe hat den Sinn, eine möglichst große Distanz zu der Ebene des Abbildhaften, zu realistischen Darstellungsformen zu schaffen. Der Patient soll seine Problematik eben nicht erzählen sondern zunächst Abstand gewinnen und sich in einen Bereich begeben, in dem andere Inhalte, andere Erfahrungen von Bedeutung sind und er möglichst weit von ‚Sprache' entfernt ist."
> (95)

Das Produkt soll nicht in den bekannten, gelernten verbalen Kategorien eingeordnet werden: „Farbe soll sinnlich erfahren werden, nicht ihre ‚objektiven' sondern ihre subjektive Wirkungen." (95) Diese ‚fehlende Distanz', die Wahrnehmung des Produktes als ‚präsentativen Symbolismus' (Langer [1942] 1965) ermöglicht dem Klienten (aber auch dem Therapeuten) die Rezeption des ‚ästhetischen Zustandes': „Es entsteht dadurch die Empfindung von Lebendig–Sein, ein Zugang zu einer emotionalen Ebene, die nicht aufgrund von Problemnähe zu Abwehrmaßnahmen nötigt, sondern auf der – frei von Leistungsdruck – eine Annäherung an angenehme, positive Gefühle möglich wird." (Limberg 1995: 96) Hier wird durch die Aktivierung der Wahrnehmung des Klienten auf ein reduziertes Phänomen des Materials ein ‚frustrationsfreier Raum' bzw. eine zeitlich eingegrenzte ‚frustrationsfreie Phase' geschaffen.

Verändertes Zeichenproduktionssystem

Insgesamt ist Kunsttherapie „gekennzeichnet durch die Verwendung zweier unterschiedlicher Zeichensysteme, das verbal-sprachliche und das nonverbal-visuelle und durch die Verknüpfung beider Zeichensysteme in einer übersummativen Semantik." (Wichelhaus 1993: 289) Die Unterschiede in der Produktion und Rezeption von Text (Sprache) und (statischem) Bild beruhen auf der Linearität der Produktion und Rezeption gesprochener Sprache und geschriebener Texte im Gegensatz zur holistischen Wahrnehmung und Produktion eines Bildes. (vgl. Nöth 2000: 481) Durch die Eingrenzung auf das Materialphänomen werden die ‚gelernten' Produktionskriterien eines Zeichens, d.h. die Verbindung von Farbe und Inhalt bzw. nach Bense das „Zeichen für..." oder „Zeichen von ..." in einen neuen Zusammenhang überführt. Für Peirce stellt Bedeutung die ‚Übersetzung eines Zeichens in ein anders Zeichensystem' dar. (vgl. Nöth 2000: 155) Die therapeutische Maßnahme der (zeitlich begrenzten) ‚Aussetzung' oder ‚Reduktion' der semantischen Verknüpfung von Bild und Sprache ermöglicht das Entstehen eines neuen Zeichens für Bedeutung. Der Therapeut ermöglicht durch die direktive Maßnahme der Eingrenzung des ‚Zeichenproduktionssystems' bzw. der Veränderung der Semantik des Klienten eine neue Bedeutung, ein neues Zeichen zu finden, dass zu einer veränderten Rezeption des Problemkontextes führen kann.

Das Herstellen einer ‚Distanz' zwischen Material und Klient – die Eingrenzung materialer Lösungen und die Begrenzung des ‚Gelernten', Erworbenen oder Erfahrenen beim Klienten – die Fokussierung kreativen Problemlösens – führt zur Produktion neuer ‚Bedeutung'.

Was passiert in Therapieansätzen, in denen eine derartige Manipulation durch den Therapeuten anscheinend nicht vorhanden oder im Gegenteil explizit erkennbar ist? Wie kann ein Klient dort neue Zeichen entwickeln, Bedeutung generieren?

Distanz wird hier als ‚Veränderung der Verknüpfung von Bild und Bedeutung' definiert, die sich in den Strukturen der therapeutischen Konzepte, die für die Kunsttherapie übernommen werden, wiederfindet. Mit den hier dargestellen Konzepten soll exemplarisch der ‚Mechanismus', die ‚formale' Voraussetzung für Veränderung im Klienten unabhängig von kathartischen, synkretistischen oder symbolischen Prozessen am/ im Material untersucht werden.

Struktur: Lösungsorientierte Kurzzeittherapie

Die Struktur kunsttherapeutischer Prozesse lässt sich anhand des Lösungsorintierten Ansatzes in der verbalen Psychotherapie, wie ihn Steve de Shazer (vgl. [1989] 1995) methodisch explizit dargestellt hat, parallelisieren. Von besonderer Bedeutung ist dabei die Rolle des Therapeuten und die Problemdefinition.

De Shazer geht in seinem Kurzzeittherapiemodell von einer radikal-konstruktivistischen Auffassung von Wahrnehmung, Erfahrung und Kommunikation aus. Die von ihm entwickelte ‚Zentralkarte' (s. Abb.), auf der ein idealer Therapieablauf als Prozessschema oder Schaltplan dargestellt wird, visualisiert die radikale Auffassung von therapeutischer Beziehung: Die Lösung von Problemen obliegt dem Klienten. Der Therapeut kann bei der Strukturierung des Problemlöseprozesses (oder besser: beim Erkenntnisprozess) ausschließlich Hilfestellung geben. Folglich unterteilt de Shazer Klienten (in Gesprächsspychotherapieprozessen) in „Besucher", „Klagende" und „Kunden". Besucher sind sich nicht im Klaren darüber, warum sie eine Therapie machen sollten, erfüllen Anforderungen, die von Außen an sie gestellt werden bzw. besuchen den Therapeuten nicht aus eigenem Antrieb. Klagende sind sich der Situation ‚Therapie' bewusst, formulieren aber keine konkrete „Beschwerde". Kunden sind sich des Problems soweit bewusst, dass das sie eine konkrete Beschwerde formulieren können. Der Therapieprozess kann hier damit einsetzen, dass der Therapeut dem Kunden hilft eine „Ausnahme" in der Beschwerdesituation zu suchen. Gelingt dies, kann der Kunden das Ziele einer Veränderung der Situation bestimmen. Die Ausnahme kann dabei auch eine hypothetische sein. D.h. der Kunde formuliert eine „hypothetische Lösung" bzw. eine „hypothetische Ausnahme" der Beschwerdesituation.

Ziel dieser und anderer Vorgehensweisen der Methode ist es den Kunden dabei regelmäßig auf sich zu begrenzen und Verhaltensänderungen zu provozieren. (vgl. [1989] 1995: 103)

In dieser Therapiemethode ist die Idee des radikalen Konstruktivismus, dass ein Individuum nur seine Sicht auf die Welt haben kann und auch nur aus dieser Sicht Veränderungen konstruieren kann, sehr weit verwirklicht. Mit anderen Worten: Der Wirklichkeit können sich zwei Menschen – Therapeut und Klient – immer nur annähern.

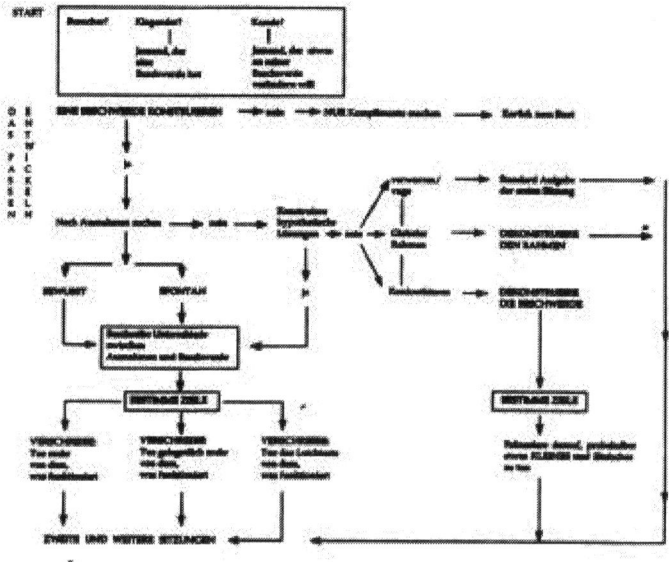

Zentralkarte. De Shazer [1989] 1995: 103

Das Schema oder die Zentralkarte, die de Shazer für den verbaltherapeutischen Prozess angelegt hat, lässt sich für die Kunsttherapie aufspalten. Zunächst lässt sich eine Kunsttherapie denken, die von einem verbalen Teil umschlossen ist. D.h. nach der verbalen Konstruktion der Beschwerde findet der Kunde Ausnahmen, hypothetische Lösungen und Unterschiede im Prozess des Malens, Plastizierens, Darstellens etc. und kann dann in einer Reflexion durch die Beschreibung oder „Beobachtung" der eigenen Produktion Ausnahmen bzw. Veränderungen erkennen. ‚Distanz' entsteht hier durch Wahrnehmung bzw. Beobachtung im Sinne der ‚ästhetischen Erfahrung' des eigenen Produktes als Ganzes oder in Teilschritten.

Innerhalb einer in eine lösungsorientierte Therapie ‚einge-schriebenen' Kunsttherapie findet für den Klienten während des Kreativen bzw. Produktionsprozesses eine ‚non-verbale' Sitzung nach dem ‚Muster' der Zentralkarte von de Shazer statt. Insgesamt betrachtet handelt es sich um eine ‚Doppel-sitzung' oder ein ‚Probehandeln im Medium'.

Anders ist es bei einer Therapie, bei der die Kunsttherapie an den einzelnen ‚Orten' der Zentralkarte aktiv eingesetzt bzw. die verbale Kommunikation durch die Handlung auf dem Papier, am Objekt oder im Raum ersetzt wird. Hier ist die Möglichkeit eine Problemlösung im kreativen Prozess zu finden auf Teilstücke des Gesamtproblems begrenzt und evtl. auch in ihrem Potential reduziert.

Interessant ist der Aspekt der Kategorisierung des Klienten in Besucher, Klagender und Kunde anhand eines materialen Produktes: Lässt sich eine Einteilung ohne verbale Kommen-tare durchführen? Lässt sich evtl. durch die Analyse einer Serie von materialen Produkten dieser Status bestimmen? Ist eine lösungsorientierte Therapie ‚non-verbal' durchführ-bar? Welche Rolle spielt der Therapeut dabei?

In allen Varianten kann sich der Therapeut auf ein minima-les, von de Shazer bestimmtes Handlungsspektrum begren-zen. Für ihn ist es notwendig die Aussagen bzw. die Produkte im Hinblick auf den Status Besucher, Klagender, Kunde analysierend einzuordnen und anschließend dem Kunden die Möglichkeiten der Varianten seiner kreativen Lösung aufzuzeigen. Hier kommt der Aspekt der Serie bzw. der Vari-ation zum tragen.

Struktur: Reflecting Team

Der Begriff ‚reflecting team' wird in systemisch orientierten Therapien als spezielle Methode in der Paar- oder / und Familientherapie eingesetzt. Eine Gruppe Therapeuten, die zunächst verdeckt das Beratungsgespräch verfolgen konnte oder auch als Therapeutenpaar im Raum anwesend war, diskutieren den Therapieverlauf vor den Klienten, ohne dass diese die Diskussion kommentieren.

Entwickelt wurde diese Methode von Andersen (1990), um die Klienten nicht weiter der erniedrigende Beobachtungssituation des Einwegspiegels beim sog. „Zweikammermodell" im Sinne der ‚klassischen' systemischen Therapie aussetzen zu müssen. Diese Vorgehensweise stieß und stößt weiterhin auf Widerstand bei allen Beteiligten, da eine kooperative Haltung der Klienten so nur unter großen Schwierigkeiten zu erreichen ist.

Anderson änderte das klassische Setting zugunsten einer ‚Mithörmöglichkeit' für die Paare bzw. Familien, die sich beraten ließen. Das Team im Nebenraum diskutierte über die Problematik, Verhalten der Beteiligten und Lösungsstrategien. Die Paare oder/ und Familien konnten die Diskussion verfolgen und eigene Schlüsse über die Therapiesitzung, den Therapeuten, Interventionen und die entwickelten Lösungsvorschläge ziehen, bzw. erhielt eine qualifizierte Möglichkeit über die eigene Situation der Therapie innerhalb der Therapie zu reflektieren. V. Schlippe/ Schweitzer (1997: 39) betonen, dass dieses Vorgehen eine „systemische Revolution" darstellt, da es erstmals in der systemischen Therapie den Therapeuten den „Nimbus von therapeutischer Allmacht" nehmen würde. Ob dies wirklich der Fall ist kann und soll hier nicht geklärt werden, entscheidend ist der Zustand von ‚Informationsgleichheit' bzw. die Idee, dass Klient und Therapeut gleichermaßen Einblick in das Verständnis und die Wahrnehmung von Problemen bekommen. Das ‚reflecting team' ist ‚Spiegel' dessen was der Therapeut von der Problematik der Klienten wahrgenommen hat und vermittelt den Klienten das Gefühl, dass der therapieführende Berater kompetente Unterstützung hat bzw. die Beratung objektiviert ist und damit das Ergebnis der jeweiligen Sitzung einen sehr hohen Gültigkeitswert bekommt.

Für die Kunsttherapie sind nun mehrere Übertragungen dieses Vorgehens möglich. Gerade in der Gruppentherapie kann gut mit zwei evtl. auch mehr Kunsttherapeuten gearbeitet werden. Die Besprechungen von Bildern bzw. künstlerischen oder besser ‚materialen Produkten' wird dann von den beteiligten Kunsttherapeuten im Sinne einer Begutachtung bzw. Reflexion durchgeführt. Die Begutachtung beginnt immer mit dem Austausch der Therapeuten darüber was auf dem Bild dargestellt ist. (vgl. z.B. Betensky 1995) Dieses ‚Übereinkommen' über das Dargestellte ‚spiegelt' dem Klienten bzw. dem Maler oder besser ‚Produzenten', wie seine Darstellung (des Problems) auf andere Menschen wirkt, welche Empfindungen sie auslöst und welche Mitteilung er gemacht hat. Diese Begutachtung kann sich auf die formale Ebene der Bildgestaltung konzentrieren, die persönliche Situation des Produzenten mit einschließen und sogar ‚Korrekturen' des Produktes umfassen. Ähnlich einer ‚Korrektur' in einer Kunstakademieklasse bei der formale und technische Lösungen und Mängel offen besprochen werden und Verbesserungen direkt und offen am Produkt gezeigt werden, kann dies auch in der Kunsttherapiesitzung passieren.

Über die Auswirkungen auf den Produzenten/ Maler / Klienten sollten sich die Therapeuten vor jeder Kritik bewusst sein. Dieses Vorgehen entspricht nicht mehr einem uneingeschränkten ‚ressource-orientierten Vorgehen', sondern ist stark zielorientiert bzw. direktiv geprägt. Es enthält starkes Konfliktpotenzial für die Klienten bzw. die Klientengruppe.

Eine verbreitete Variante in gruppentherapeutischen Settings mit nur einem Therapeuten ist die Gruppenmitglieder jeweils zu Co-Therapeuten während der Bildbesprechung zu ernennen. Die Gruppenmitglieder, die an den kreativen Prozesses nur indirekt angeschlossen waren, werden nun zu einem temporären ‚reflecting team', das seine Kompetenz aus der eigenen kreativen Erfahrung und der Gruppenzugehörigkeit bezieht.

Die zweite Möglichkeit ist der Einsatz des ‚reflecting team' im Einzel-Setting. Dabei stellen Bild und Therapeut das ‚refecting team' dar. Der Therapeut erzählt dem Klienten was für ihn auf dem Bild dargestellt ist, welche Empfindungen bei ihm diese Darstellungen auslösen und was er gerne verändern würde. Der Therapeut erzählt seine ‚Bild-Geschichte'. Das ‚reflecting team' besteht aus dem materialen Produkt und dem Therapeuten, der seine Aussagen auf seiner subjektiven Verknüpfung von Bild und Bedeutung aufbaut. Der Klient hört zu und zieht aus der Distanz Schlüsse, entwickelt neue Wahrnehmungen und Lösungsansätze.

Eine Form der ‚Reflektion' wird in einigen Kunsttherapeutischen Ansätzen (vgl. Schmeer 1994; Hampe 1999) auch im Sinne einer ‚Bilderreise' in den therapeutischen Prozess eingeführt. Durch den Einsatz eines Gegenstandes, z.B. eines Kreidestücks, eines Stiftes, eines Spitzers o.ä. wird eine Figur kreiert, die für den Therapeuten ‚direkt' durch das Bild ‚reisen' kann. Mit Hilfe zirkulärer Fragen sollen dann Befindlichkeiten verbalisiert und Aussagen zu einzelnen Bildelementen vom Klienten formuliert werden. Diese Methode produziert eine Distanz zwischen materialem Produkt und dem Produzent. Der Therapeut ist bei dieser Methode nicht nur ‚Reisender', sondern auch ‚Eroberer' der Welt des Klienten auf dem Bild. Denn aufgrund seiner Wahrnehmung des Produktes bestimmt er die ‚Reiseroute'. Im Gegensatz zu der subjektiven ‚Bild-Geschichte' des Therapeuten bestimmt er die Elemente, auf die der Klient in einem verbalen Prozess reagieren muss und damit deren Bedeutung im Prozess der Distanzierung. Die Idee des ‚reflecting team' eines selbstbestimmten und subjektorientierten Therapieprozesses für den Klienten durch die Methode zu garantieren geht dabei verloren.

Struktur: Dramatherapie

Ein Transfer des Begriffes Distanz aus einer mit der Kunsttherapie verwandten Therapieform ermöglicht eine nochmals erweiterte Betrachtung des Therapeutenverhaltens bzw. der Funktion und Rolle des Therapeuten: In der Dramatherapie ist Distanz ein Schlüsselbegriff (Aissen-Crewett 1999: 128). Reflexion stellt eine grundlegende Stufe im Prozess der ‚Erkenntnis' des Spielers über die Eigenschaften, Funktionen und den Stil der Rolle dar.

Der Spieler analysiert Teileelemente bzw. Eigenschaften der Rolle: die Möglichkeit der Rolle in bezug auf ihren Körper (somatisch), die Fähigkeit zur Erkenntnis und Verstehen (kognitiv), die möglichen Gefühlszustände (affektiv), der gesellschaftlichen bzw. familiären Status (sozial), transpersonale Kräfte (spirituell) und die möglichen kreativen Fähigkeiten (ästhetisch), und findet dabei die Funktion der Rolle heraus und in wie weit eigene Wünsche und Bedürfnisse in der Rolle erfüllt werden. Der Darstellungsstil zeigt eine bereits vorhandene Distanz des Spielers auf: eine stilisierte Darstellung weist auf eine kognitive Dominanz hin, eine realitätsbezogenere Darstellung deutet auf eine Balance von Kognition und Affektion hin.

Zwei diametrale theatertheoretische Ansätze zur Funktion der Distanz in bezug auf die Rolle zeigen u.a. die Spannbereite des möglichen Verständnisses bzw. der Wertung der Reflexion auf: Brecht geht von einer Überdistanzierung aus, die dazu dient den Zuschauer durch die stilisierte Darstellung einer Rolle zum Nachdenken anzuregen. Stanislawski postuliert im Gegensatz dazu, dass der Spieler das ‚affektive Gedächtnis' aktivieren muss und nur durch die Verwendung eigener Erfahrungen zu einer realistischen Darstellung fähig wird. Für Stanislawski ruft das ‚physische Leben des menschlichen Körpers' das ‚Gefühl für die Rolle' hervor. (vgl. Aissen-Crewett 1999: 92ff) „Das zentrale Problem des Distanzierungsparadigmas ist die Balance zwischen den beiden Extremen der Überdistanzierung und der Unterdistanzierung, die Balance zwischen dem Ich und dem Anderen, der Person und der Persona, dem Denken und Fühlen." (130)

Für den Therapeuten in der Dramatherapie stellt sich die methodische Aufgabe bei Spielern eine Über- oder Unterdistanzierung zu regulieren. Er ermöglicht dem Spieler dadurch das Erreichen einer Balance: die ‚ästhetische Distanz'. Der Klient ist dann fähig „zugleich die Rolle eines Schauspielers zu spielen, der die Vergangenheit zum Leben erweckt, und den Zuschauer, der sich an die Vergangenheit erinnert. [...]

Wenn sich diese beiden Parts vereinen, entsteht eine psychische Spannung, die durch die Katharsis in Form von Lachen, Weinen, Rotwerden usw. gelöst wird." (133)

Die Zweiteilung in ‚aktivieren von Erlebtem' und ‚nachfühlendem Betrachten' ist auch beim Therapeuten vorhanden. Diese Betroffenheit wird, bezogen auf den Therapeuten in anderen Therapieverfahren als ‚echte Anteilnahme' (vgl. Robbins 1987) bzw. Empathie (Rogers) bezeichnet.

Die Kombinationen von Kunsttherapie und Psychodrama (nach Moreno) wie Schiefer (1997) sie darstellt, nutzen die Potenziale der ‚ästhetischen Distanz' oder eines medienübergreifenden kreativen Prozesses nicht oder nur rudimentär. Hier steht die ‚angeleitete Erfahrung' im Vordergrund.

Struktur: Spirituelles Heilen

Die Beschreibung einer spirituellen Heilerin über die Prozesse vor, während und nach einer Sitzung (S. Robins 1998) zeigen die vielfältigen Strukturparallelen zu den bisher dargestellten therapeutischen Konzepten auf. Dies beginnt mit der Auffassung über die ganzheitliche Ausstattung des Raums – des ‚healing room' (121) und das Bewusstsein über Gegenstände und rituelle Handlungen als eine Voraussetzung für den Therapieprozess. So legen Heilerin und Klient vor betreten des ‚healing rooms' die Schuhe ab, eine Schale mit Wasser dient der spirituellen Reinigung. Die Heilerin legt als symbolischen Akt ihre Uhr ab, um aus dem Zeit-Raum-Kontinuum (‚linear time/ space frame') in eine zeit-/ und raumfreie, unendliche Umgebung gelangen zu können. Die Stimmigkeit der eigenen Person mit der Idee ‚to heal is to be whole', erreicht sie durch Meditation, mit der sie sich erdet:

> „Wenn ich durch meine Lebensumstände nicht ‚präsent' sein kann, sage ich die Sitzung ab, das Heilen hängt von meiner Möglichkeit ab, mich voll auf den Klienten zu konzentrieren. Von dem Moment an, in dem jemand meinen ‚healing room' betritt, öffne ich energetisch und bewusst meine Grenzen, um vollständig präsent und konzentriert zu sein." (123)

Zu beginn ihrer Tätigkeit behandelte sie zumeist Klienten mit lebensbedrohlichen Krankheiten wie AIDS oder Krebs, die durch ihren Zustand bereits ein verändertes Verhältnis zu den Grenzen zwischen Körper und Geist entwickelt hatten. In den letzen Jahren kommen immer häufiger Klienten mit den unterschiedlichsten Problemen zu Sitzungen, die sich des energetischen Zusammenhangs von physischer, emotionaler, mentaler, ‚karmic' (Bestimmung - urspr. buddhistisch) und spiritueller Krankheit bewusst sind. Dies hilft bei der zunehmenden Suche nach Alternativen zum medizinischen Modell und unterstützt Veränderungen in ‚belief systems' (Bedeutungs- bzw. Meinungsbildungszusammenhängen) zu kreieren.

Während einer Sitzung geht die Heilerin eine Verbindung mit dem Energiefeld des Klienten ein. Die Distanz wird bewusst aufgehoben. Dies geschieht zum Einen aus der Überzeugung heraus, dass eine konstante energetische Interaktion zwischen allen Dingen existiert, zum Anderen durch die verbale Vorbereitung in der Sitzung, in der die Heilerin erfährt, in welchen im Lebensumständen und welcher aktuellen Situation der Klient sich befindet. Beide entwickeln hier einen ‚rapport' (Passen), ‚Empathie' oder ‚echte Anteilnahme', die beim Klienten auch mit der Formulierung seines

Problems einhergeht. Die ‚formale' oder ‚strukturelle' Konzeption von ‚Veränderung in ‚belief systems' hängt grundlegend von diesem ‚rapport' ab.

Die von Robbins dargestellten kognitiven Zustände ‚Imagination', ‚Visualisation' und ‚Seeing' sollen in diesem Zusammenhang nicht ausführlich analysiert werden. Sie stellen unterschiedliche Stufen in der intra- und interpersonalen Kommunikation von Heilerin und Klient dar und müssen mit den Konzepten anderer imaginativer oder spirituellen Konzepten abgeglichen werden bzw. in bezug zu kognitionswissenschaftlichen Theorien zur Vorstellung gesetzt werden.

Die Kommunikation innerhalb dessen was Robins als ‚veränderten (Bewusstseins–) Zustand' oder die Verbindung der Energiefelder bezeichnet, findet auf einer virtuellen Ebene statt, mit dem Katathymen Bilderleben (Leuner) ähnlichen Möglichkeiten, die das Kreieren und die Interaktion in virtueller Realitäten zwischen Heilerin und Klient ermöglicht.

In der eigentlichen Heilungsphase der Sitzung pendelt die Heilerin den Klienten aus und überträgt durch Handauflegen Energie auf ihn. Dadurch erfährt sie heilungsrelevante Fakten aus seinem Leben und teilt sie ihm mit. Sie fordert ihn auf mit diesen Fakten umzugehen, sie mit dem zu verbinden was er ‚sieht': Eine spontanes Vorstellungsbild, das aufgrund des veränderten energetischen Zustandes des Klienten in der Heilungsphase entstehen kann/ sollte.

Hier findet, neben dem ungeklärten neuen Faktenwissen der Heilerin, eine Veränderung der Semantik des Klienten bzw. eine Fokussierung statt. Die bisher (evtl. in vorangegangenen Sitzungen) kommunizierten Zusammenhänge und die von beiden kreierte (virtuelle) Realität wird aktiv verändert.

Klient und Heilerin kommunizieren in dieser virtuellen Realität mit Figuren bzw. Charakteren und Räumen. Der Klient kann neue Handlungen ausprobieren, in verschiedenen Problemsituationen agieren. Die Heilerin reflektiert die Aktionen und gibt ‚resourcenorientierte' Anregungen zur Problemlösung bzw. Veränderung von Szenarien. Das ‚Material' dieser Realität wird manipuliert. Der Klient reagiert mit einer Veränderung seines ‚belief system'.

Der erste Schritt in der Veränderung von Bedeutungszusammenhängen ist allerdings das Herstellen der Situation der Heilung, die vom Klienten (und der Heilerin) die Überzeugung voraussetzt Realität – und damit bisher unlösbare Probleme – überspringen bzw. verändern zu können. Durch das Akzeptieren der Heilerin als Person, die ‚andere' Realität erzeugen kann findet eine ‚semantische Entkopplung' oder ‚virtuelle Erweiterung' von Symptomen und Auslösern, von erfahrenem Problem und praktizierter Lösung beim Klienten statt.

EXKURS_Darstellung reziproker Kommunikationsprozesse in Zeichnungen_

Die ‚unbewussten' Prozesse von Therapeut und Patient/ Klient im Zusammenhang mit dem ästhetischen Produzieren hat Furrer (1969) mit seiner als ‚induktives Zeichnen' eingeführten Methode untersucht. Das Bild kann, je nach Therapiekonzeption des Therapeuten teilweise bzw. ganz die Übermittlerrolle zwischen Klienten und Therapeuten bzw. umgekehrt übernehmen, somit Gegenstand der (psychoanalytischen) Übertragung–/Gegenübertragung werden. Der kunsttherapeutisch relevante Mechanismus ist damit nicht geklärt.

Anhand von Zeichnungen bzw. Zeichnungsserien des Therapeuten und des Klienten, die diese gleichzeitig im selben Raum ausgeführt haben, weist Furrer unbewusste reziproke Kommunikationsprozesse nach. (12f.) Durch die experimentalpsychologische Untersuchung der materialen Produkte bleibt zum Einen die psychoanalytische/ therapeutische Beziehung unangetastet, zum Anderen zeigen die Ergebnisse signifikante Übereinstimmungen im formalen Ausdruck von Therapeut und Klient. Der Nachweis, den Furrer führt, dient der Darstellung der Komplexität der unbewussten Kommunikation in der psychoanalytischen Therapiesituation: „der eigenartigen Weise des Ineinanderseins alles Einzelnen innerhalb eines umgreifenden Ganzen und der je einmaligen Besonderheit einer konkreten Beziehungssituation in ihrem inneren Aufbau." (20) Klient und Therapeut zeichnen unthematisiert: Furrer bezeichnet den materialen Produktionsprozess als ein „unreflektiertes, absichtsloses, kunstloses und freies spielen lassen von augenblicklichen Impulsen, Gefühlen, Stimmungen oder Affekten mit Zeichenstift und Farbe." (24) Für den Nachweis der unbewussten Kommunikation werden die Ergebnisse der Methode des abstrakten therapeutischen Zeichnens auf der Ebene der formalen Analyse nach gleichen, ähnlichen bzw. entsprechenden Bildelementen untersucht. Der Begriff ‚abstrakt', den Furrer in diesem Zusammenhang verwendet, ist nicht mit dem in der Kunsttheorie deckungsgleich. Grundlegend stellt sich bei dieser Untersuchung die Frage nach dem Bildbegriff, den Furrer sehr weit bzw. nicht definiert hat. Er umgeht damit die Diskussion des philosophischen Problems ‚Bild' und eine

Festlegung innerhalb des therapeutischen Konzeptes der Psychoanalyse. Die unthematisierte Zeichnung wird dabei von Furrer nicht als ‚Bild' bestimmt:

„Ich sehe ausdrücklich von der Frage ab, ob es überhaupt ein ‚Bild' wird und inwiefern es Gestaltwerdung von unbewussten Inhalten (Motiven, Themen) sei. Nur das Zeichnen als Prozess ist in diesem Zusammenhang von Interesse." (Furrer 1969: 25f.)

Damit ergibt sich auch eine Schwierigkeit den Begriff ‚Kommunikation' oder ‚Distanz' in diesem Zusammenhang zu definieren. Die therapeutische Wirkung der Methode wird mit dem Vorgang des Zeichnens selbst begründet, mit dem der Klient die Möglichkeit zum freien strömen lassen des Unbewussten erhält. Bei aller Ähnlichkeit zu den oben dargestellten ‚Mechanismen' spiritueller Heilung, basiert die ‚heilende Wirkung' dieser Methode eher auf dem kathartischen Element des non-verbalen Ausagierens des Klienten in Anwesenheit des Therapeuten. Eines Therapeuten, der ihn in therapeutischen Zusammenhängen ausschließlich zu ‚verbalem Agieren' angehalten hat.

Der Einsatz des therapeutischen Verfahrens kann indiziert sein bei: „teilweise oder kontinuierlich im verbalen Bereich ausdrucksunfähigen Analysanden" und therapeutischen Situationen, in denen „die Psychoanalyse in jene archaischen Tiefenbezirke der präverbalen Strukturen vordringt, für welche Sprache nicht mehr ausreicht." (vgl. Wichelhaus 1993: 290) Furrer bezeichnet diese Situationen als „technisches Problem der Behandlung für den Patienten", wenn „er sich mit Worten nicht mehr oder doch nicht adäquat auszudrücken vermag." (1969: 25) Die Frage, ob eine ‚Distanz' bzw. ‚semantische Entkopplung' infolge des temporär veränderten therapeutischen Konzeptes entsteht, wird nicht geklärt:

Das ‚induktive Zeichen' bleibt für Furrer innerhalb des psychoanalytischen Therapiekonzeptes.

Furrer bestimmt „jede seelische Ausdrucksweise" als „von der persönlichen Struktur in spezieller Weise geprägt" und die Methode des induktiven Zeichnens dient dabei als Möglichkeit den sog. psychischen Determinismus (Freud) darzustellen: In den „abstrakten Kritzeleien" werden sog. formale Strukturen „zufälliger Manifestationen des Seelischen" sichtbar. „Die Aufgabe bildhaften Zeichnens, ob mit gegenständlichen oder symbolischen Gestaltungsmitteln, verhindert oder erschwert aber diese Unmittelbarkeit des Ausdrucksvollzugs." (26f.)

Die Differenzierung des Unterschieds inhaltlich oder thematisch bestimmter Zeichnung und der „rein formalen Struktur" bleibt unscharf: ‚Der formale Verlauf averbaler zwischenmenschlicher Prozesse' einer Serie von Zeichnungen von Klienten und Therapeut kann objektiv anhand der ästhetischen Qualitäten analysiert werden. Diese liegen auch bei nach Furrer als thematisch oder inhaltlich zu bestimmenden Bildern vor. Die Festlegung des Zeichenauftrages als „unthematisch" kann aus der bestehenden psychoanalytischen Beziehung heraus vom Zeichner/ Klienten auch als eine Einschränkung oder Begrenzung bzw. als ‚Auflösung der psychoanalytisch-therapeutischen Beziehung' empfunden werden und wird demnach das materiale Produkt beeinflussen. Die ‚Distanz' entsteht hier aus dem Wechsel der therapeutischen Vorgabe subjektorientierten ‚Verbalisierens' hin zu einem ‚abstrakten' unthematischen agieren in/ mit einem Material._

Material als Fokus

Die Idee ‚Distanz' bzw. Frustration als ‚Mechanismus' in kunsttherapeutischen Prozessen bzw. Konzepten nachzuweisen, ließe sich weiter fortführen. In vielen kunsttherapeutischen Methoden werden Frustration und Distanz als ‚Mechanismus' eingesetzt, ohne diese in ihrer Wirkung auf Klienten oder Krankheit oder Zustand zu analysieren oder abzustimmen. In der Kunsttherapie sollten ‚Mechanismen' als Wirkkomponenten begriffen werden und nach einer Analyse differenziert eingesetzt werden können. Dreh– und Angelpunkt kann nur das Material sein: Das Material als Fokus subjektiver Erfahrung. Die Erfahrung, die ein Klient mit dem Material macht, wird weitreichendere Prozesse auslösen, als nur die Beziehung zu einem Therapeuten oder sein Agieren. Distanz ist somit Voraussetzung für einen subjektorientierten Prozess, und kann diesen (wie gezeigt) in vielfältiger Weise bestimmen.

Die Verwendung kunsttherapeutischer ‚Mechanismen' kann dem Klienten unabhängig vom Therapeuten, die Möglichkeit zu einem effektiven und ‚garantiert' subjektorientierten Therapieprozess eröffnen.

Bildgeheimnis
als Möglichkeitsraum

*Sprachlosigkeit | Rückzugs– und Entwicklungsraum |
Sichtbare und unsichtbare Geheimnisse | Funktionen des
‚Schweigens' | Geheimnis als Bestandteil therapeutischer
Prozesse | Das Bild als Geheimnisträger | Geheimnisse –
immer wieder neu | Bilder schweigen nicht*

Sprachlosigkeit

Zu Beginn meiner kunsttherapeutischen Tätigkeit betreute
ich eine Klientin, die aufgrund eines Apoplexes mit Halbsei-
tenlähmung, globaler Aphasie und besonderen Schwierigkeiten mit der Koordination von Bewegungen im Raum eine
besondere Herausforderung darstellte. Die komplexe neurologische Erkrankung mit der besonderen Komponente der
Schwierigkeit einer präzisen Diagnose zu Apraxien, Ano-

sognosien etc. hat mich direkt in der ersten Sitzung an die Grenze meiner damaligen therapeutischen Möglichkeiten geführt. Die Klientin, zunächst irritiert über das neue Therapieangebot, kooperierte aber freundlich und zeichnete ein erstes Bild.

Die rudimentäre Darstellung, vermutlich eines Gegenstandes, hat mich in der Therapiesituation stark irritiert und ich versuchte durch die Klientin mehr Informationen dazu zu bekommen. Die globale Aphasie verhinderte eine verbale Kommunikation, ein Zeigen oder gestisches Darstellen konnte aufgrund der Apraxie von der Klienten kaum geleistet werden. – Folge war, dass beide Beteiligte frustriert waren aufgrund der ‚nicht zustande kommenden' oder besser ‚unerwartet verlaufenden' Kommunikation. In den nächsten Sitzungen habe ich das ‚Abfragen' von Informationen sorgfältig vermieden – Die Kommunikation hat jedoch von Bild zu Bild besser funktioniert. Jahre später habe ich mich, angeregt durch den Bericht über den unkonventionellen Umgang eines Therapeuten mit einem schweigenden – geheimnisbewahrenden – Klienten in einer psychoanalytischen Behandlung an die Situation erinnert und versuche hier auf dieser Basis eine theoretischen Aufschlüsselung von ‚Kommunikationsformen' innerhalb kunsttherapeutischer Prozesse.

Rückzugs– und Entwicklungsraum

Khan (1997a) beschreibt das Geheimnis des Klienten vor dem (psychoanalytisch arbeitendem) Therapeuten anhand eines Beispiels aus seiner Praxis als einen Raum, in dem der Klient sich eine Rückzugs– bzw. Entwicklungsmöglichkeit während des Therapieprozesses erhält. Der ‚Möglichkeitsraum' oder ‚potential space' wird hier durch eine Handlung hergestellt, die im Verlaufe des Therapieprozesses vom Klienten nicht oder nur teilweise thematisiert wird. Khan geht dabei von einem bewussten Zurückhalten von Information und/ oder von einem unbewussten Agieren des Klienten aus. Die Verwendung des Begriffs ‚potential space' durch den Winnicott-Schüler Khan unterscheidet sich damit von der Objektpsychologie (z.b. M. Klein) und ermöglicht der Kunsttherapie einen neuen, theoretischen Anknüpfungspunkt.

Khan führt in einem Beispiel seiner analytischen Praxis den Fall eines Klienten an, der in sechs aufeinanderfolgenden Sitzungen schweigt. (1974: 168ff) Eine für die analytische Therapie – auf verbale Äußerungen existentiell angewiesen – grenzüberschreitende Situation. Der Therapeut löst diese durch die Körperbeobachtung des Klienten und die Entwicklung des Modells einer Übertragungsinterpretation. Das Schweigen, das innerhalb einer verbalen Therapie die maximale Form eines Geheimnisses bzw. ‚Vertragsbruches' des Klienten darstellt, wird hier als Form primärer psychischer Kreativität gewertet. (168) Der Klient, in Behandlung wegen sozialem Rückzug, depressiver Symptomatik und Suizidgefahr, versetzt den Therapeuten während des klassischen analytischen Settings in die traumatische Situation seiner Kindheit. Die depressive Mutter verweigerte dem Klienten als Dreijährigem den verbalen Kontakt und die emotionale Nähe. Diese traumatische Erfahrung wiederholt sich nun für den Therapeuten: „Je mehr ich mich einfühlte und Entgegenkommen [...] erwartete, um so bitterer war das Gefühl der Sinnlosigkeit und Hilflosigkeit am Ende der Sitzung." (172) Trotz der teilweise auftretenden aggressiven Gefühle definiert Khan dieses Schweigen als einen aktiven Akt und wertet ihn schließlich auch positiv: Der Klient versetzt den Therapeuten in die Rolle seines Kindheits–Egos und durchlebt eine andere Rolle. Khan ist davon überzeugt, dass jede Gefühlsnuance, die er im Zusammenhang mit dem Schweigen bzw. der Stille hatte, in der einen oder anderen Form die Erfahrung seines Klienten in der originären traumatischen Situation war. Das Aufrechterhalten und Aushalten dieser „schweigenden Beziehung" durch den Therapeuten ermöglicht es dem Klienten wiederum Vertrauen aufzubauen und schließlich die traumatische Situation der Kindheit differenziert zu verbalisieren.

Der Therapeut ‚antwortet' nach jeder schweigend verbrachten Sitzung dem Klienten mit einer verbalisierten Interpretation der Beobachtung der emotionalen Zustände und der Veränderungen des Körperzustandes des Klienten während der Sitzung. Dabei geht Khan davon aus, dass durch diese Verbalisation bzw. Interpretation der Klient mit den dadurch zur Verfügung gestellten Ich–Funktionen, seine innere Realität überprüfen konnte. (175)

Eine Situation, die auch in kunsttherapeutischen Settings auftritt: Der Kunsttherapeut spricht über etwas, was er auf dem Bild des Klienten sieht: Er spricht Einzelelemente an und stellt Fragen zu bestimmten Verhaltensweisen, die er beim Klienten während des Malens beobachtet hat. Wie antwortet der Klient darauf? Antwortet er überhaupt, oder weicht er aus – ‚schweigt'?

Im o.a. Beispiel aus der Psychoanalyse berichtet der Klient in der siebten Sitzung spontan von seinem traumatischen Kindheitserlebnis. Das Geheimnis des Klienten verändert sich durch die Erfahrung des Vertrauens und sein aktives

Erleben des Therapeuten in der Rolle des Kindheits–Egos. Durch diese Erfahrung verändert sich die Bedeutung bzw. der Wert des ‚Geheimnisses' für die therapeutische Beziehung. Der ‚Abstand' zum Therapeuten kann vom Klienten mit der neugewonnen Erfahrung in der therapeutischen Situation aufgegeben werden.

Sichtbare und unsichtbare Geheimnisse

Für die Kunsttherapie lässt sich das Phänomen des ‚schweigenden Patienten' differenziert in verschiedene Stufen bzw. Phasen übertragen. Es gibt Prozessphasen, in denen der Klient nicht spricht, weil er mit der materialen Produktion ausgelastet ist und bestimmte Stufen der Kommunikationsfähigkeit oder Verbalisierungsmöglichkeit bzw. Realisierungsmöglichkeit gegenüber dem Therapeuten nicht mehr oder noch nicht erreicht. (vgl. Betensky 1977, 1995; Nucho 1987)

Bei älteren und alten Menschen wird das Phänomen des ‚Verstummens' oder Schweigens immer wieder berichtet. Im Rahmen der institutionellen Unterbringungen ‚verstummen' Klienten manchmal aufgrund eines Gefühls des totalen Kompetenzverlustes. Klienten, die zu Bildern schweigen, erleben sich evtl. auch ihrer ‚Kompetenz' beraubt. Entweder durch die Unzufriedenheit im Umgang mit dem ‚Bild' als materiales Produkt, der Beziehung als ‚Kommunikationsprodukt' oder durch die (intrapersonale) Konfrontation mit ‚neuen' bzw. bislang verdeckt gehaltenen psychischen Inhalten.

Die Kunsttherapie hat die Möglichkeit über das materiale Produkt Kommunikation oder das Aufrechterhalten von ‚Austausch' zu ermöglichen. Dabei kann dieser Austausch mit dem Therapeuten für den Klienten zunächst als ‚Schutzraum' fungieren, in dem und aus dem heraus weiterreichende Kommunikation aufgebaut werden kann. Dies gilt auch für Sprachverluste aufgrund neurologischer Schädigungen. Gerade hier stellt das Schweigen eine besondere Komponente für den Therapieprozess dar, da es vom Klienten als nicht gewollt erfahren wird und das zu ‚verarbeitende Problem' darstellt.

Funktionen des ‚Schweigens'

Die Betrachtung der unterschiedlichen Facetten des ‚Geheimnisses' und die Gegenüberstellung der psychoanalytischen Sicht, dient der Differenzierung von kunsttherapeutischen Zusammenhängen und Klientenverhalten.

Im therapeutischen Zusammenhang kann das Geheimnis bzw. das Schweigen unterschiedliche Funktionen übernehmen:

Wird das Geheimnis als bewusster Akt der Distanzierung, des Aufrechterhaltens eines Kontrollmechanismus vom Klienten gegenüber dem Therapeuten/ der ‚Therapie' eingesetzt, eröffnet ihm das die Möglichkeit damit aktiv zu arbeiten. In diesem Sinne besteht das Geheimnis als Möglichkeitsraum.

In der Form des Möglichkeitsraumes (‚Spannungsbereich' oder ‚potential space'; vgl. Winnicott [1958] 1974: 116) wird das Geheimnis von Khan als positive Form des Umgangs des

Klienten mit dem therapeutischen Vertrag oder Arbeits-
bündnis gewertet. Der Entschluss des Klienten zur Therapie
erhält durch das Geheimnis eine besondere Bedeutung. Aufgrund des durch ein Geheimnis vorab geschaffenen Abstan-
des oder Zwischenraumes zwischen Lebensrealität und therapeutischen Prozess, ist die Therapie eine bewusste Entscheidung zu einem Veränderungsprozess. Der Klient hat in
der Situation, aus der er den individuellen Möglichkeitsraum
herstellt, noch die Möglichkeit zur Reflexion und bleibt, so-
lange er diesen Möglichkeitsraum in der Therapie erhalten
kann, bei einer bewussten Entscheidung zu einem Veränderungsprozess bzw. zur Therapie. Der Klient erhält sich die
Möglichkeit, Veränderungen durch den therapeutischen
Prozess, anhand des derart im ‚potential space' festgelegten
Ist–Zustandes, zu kontrollieren. Stellt das Geheimnis eine
bewusste Reaktion des Klienten dar, so kann man mit Khan
(1997b nach Winnicott) von einer Form der Dissoziation
sprechen. Winnicott (1945 in Khan) geht in der frühen psychischen Entwicklung von einem Zustand aus, dem Integration, Personalisierung und Realisierung folgen. Werden Bereiche nicht integriert, treten Erscheinungen auf, die er als
Dissoziation bezeichnet. Khan weist darauf hin, das bei
Klienten mit Dissoziationen, die verdrängten Inhalte nicht
durch Gegenbesetzungen und Abwesenheit im sogenannten
klinischen Material in Erscheinung treten: „Die betreffende
Person ist die Summe ihrer dissoziierten Zustände, die sie
als solche durchlebt." (306) Die intrapersonale Distanz ist
für den Klienten nicht zu überwinden – das Geheimnis nicht
aktiv zugänglich. In diesem Sinne ist Geheimnis Ausdruck
pathologischen Verhaltens, dass nicht nur die ‚Therapie'
betrifft.

Übertragen auf die therapeutische Beziehung bedeutet dies, dass der Klient einen Zustand aufrecht erhält, in dem zwei oder mehr ‚geistige Vorgänge' ohne Zusammenhang oder Integration nebeneinander existieren. (vgl. Rycroft 1968) Im Sinne der Persönlichkeitskonstrukttheorie von Kelly (1955) wird die Möglichkeit zwei, nicht miteinander verbundene Konstrukte zu denken im Fragmentcorollarium gefasst: „Ein Mensch kann nacheinander verschiedenste Konstruktsysteme nutzen, die nicht logisch aufeinander aufbauen." (83) Eine Konsistenz der Persönlichkeit bzw. der Persönlichkeitskonstrukte muss für ‚psychische Gesundheit' im Gegensatz zur psychoanalytischen Auffassung nicht gegeben sein. In kunsttherapeutischen Prozess tritt, wie unten dargestellt, häufig ein ‚grenzwertiger Zustand' zwischen ‚pathologischem' und ‚geheimnisvollem' Verhalten auf.

Geheimnis als Bestandteil therapeutischer Prozesse

Im Zusammenhang mit dem Begriff der Übertragung spricht Freud ([1940] 1991: 420) davon, dass der Klient „sich leichten Sinnes über die gegebene Vorschrift hinaussetzt, alles zu sagen, was ihm durch den Sinn fährt, und keiner kritischen Abhaltung dagegen nachzugeben." Für Freud widerspricht ein Geheimnis dem Vertrag der ‚absoluten Offenheit' auf dem die therapeutische Beziehung in der analytischen Kur beruht: „Das ist eine für die Behandlung gefährliche Situation." Sieht man in der Existenz des Geheimnisses einen Bruch des Vertrages zwischen Klient und Therapeut, durch den die Offenheit in der therapeutischen Beziehung vom Klienten schon zu Beginn der Beziehung bzw. während sie andauert unterlaufen wird, so ist eine Therapie im Sinne der klassischen Analyse nicht möglich. Am Begriff Übertragung, hier von Freud mit Widerstand in Verbindung gebracht, wird deutlich, dass ein Geheimnis die ‚Außenwelt' des Klienten in die Therapie–‚Welt' einbringt: „Er benimmt sich wie außerhalb der Kur, so als ob er jenen Vertrag mit dem Arzt nicht abgeschlossen hätte; er ist offenbar von etwas eingenommen, was er aber für sich behalten will." (421)

Betrachtet man das Geheimnis wie oben dargestellt, als eine Form „selbstbewussten" Verhaltens des Klienten, kann darin der Möglichkeitsraum (potential space) für therapeutische Prozesse bzw. Veränderungen begründet liegen. Das Geheimnis muss dann nicht zum einseitigen Bruch einer Beziehung deklariert werden, sondern ist basaler und integraler Bestandteil der Therapie, an dem Klient und Therapeut Veränderungen und Zielbestimmungen festmachen können. Das Phänomen Geheimnis bzw. der zunächst einseitig konstituierte Möglichkeitsraum ist dynamisch: auch Veränderungen, die außerhalb der therapeutisch kontrollierten Prozesses bzw. der therapeutischen Beziehung stattfinden, werden relevant – verändern das Geheimnis.

Winnicott ([1958] 1974; 1945), auf den der Begriff des Möglichkeitsraumes bzw. potential space in seinen vielfältigen Varianten und Differenzierungen zurückgeht, bezeichnet ihn auch als etwas „Geheiligtes", in dem das einzelne Individuum erfahren kann, was kreatives Leben ist: „Es ist der einzige Bereich, in dem sich Spiel ereignen kann, ein Bereich am Übergang von Kontinuität zum Nebeneinander, in dem Übergangsphänomene ihren Ursprung haben." (120) In diesem Sinne ist das Geheimnis auch eine Form des Spiels: Der Klient spielt mit seiner Realität – vor und nach bzw. innerhalb und außerhalb der Therapie–‚Realität'.

Das Bild als Geheimnisträger

Abgesehen von den Ansätzen der Kunsttherapie, die abstrakte bzw. „gegenstandfreie" Bilder (vgl. Hanus 1997) als einzige künstlerische Ausdrucksmöglichkeit zulassen, ist in der Kunsttherapie die Spannbreite formaler Lösungen im materialen Produkt normalerweise unbegrenzt und nicht vorausbestimmbar.

Bei Robbins (1986) spielt das materiale Produkt in der Therapie die Rolle eines Containers oder Organisators: „[...] die kunsttherapeutische Beziehung bietet einen sicheren Rahmen, innerhalb dessen sich die Objektwelt erkunden und erleben lässt." (85) Allerdings setzt Robbins hinzu, dass die ‚nonverbale Sprache der Objektbeziehungen innerhalb eines nicht–linearen Rahmens' (26) konkretisiert wird und der Klient erst in der zweiten Stufe, der Verbalisation, im vollem Umfang zur Einsicht/ Erkenntnis gelangen kann.

Je weniger der Zugang des Kunsttherapeuten über eine festgelegte Bedeutung von Motiven o.ä. geprägt ist, um so größer ist das Geheimnis, das ein Klientenbild bergen kann! Ein offener Kunsttherapieansatz – z.B. der phänomenologische Zugang (vgl. Betensky 1977, 1995; Nucho 1987) – eröffnet Therapeut und Klient einen Möglichkeitsraum. Die Interpretation von Bildelementen ist dynamisch: Klient und Therapeut generieren über dem materialen Produkt individuelle Erkenntnissemiosen. Durch Kommunikation, die Verbalisation, z.B. einer phänomenologischen Beschreibung oder den Austausch über dialogisches Malen, verändert sich dieser (Bedeutungs-) Transformationsprozess in eine situations –/ kontextabhängige Erkenntnissemiose. Mit Pape (1989) kann man vom Aufbau eines gemeinsamen ‚Erfahrungshorizontes' von Klient und Therapeut sprechen. Ein Bild ‚garantiert' damit im therapeutischen Kontext das Geheimnis nicht dauerhaft: Kommunikation findet im Prinzip immer statt, auch wenn die ‚generierten Inhalte', d.h. die Interpretationen, bei Klient und Therapeut zunächst nicht deckungsgleich sind. (vgl. Wichelhaus 1993)

Schottenloher (1994) geht davon aus, dass das „Problem, die Beschwerde oder das Symptom eines Klienten dem Therapeuten im einzelnen nicht bekannt sein [muss]." Die Unterschiedlichkeit der Semiosen birgt aber auch die Chance für Klient und Therapeut Inhalten innovativ zu begegnen: Vertraute Interpretationsmuster können durch die Annäherung aus unterschiedlichen Richtungen verändert werden.

Geheimnisse – immer wieder neu

Das kunsttherapeutische Produkt – kunsttherapeutischer Prozess und materiales Produkt – bietet als komplexes Objekt vielfältige Möglichkeiten Geheimnisse zu schaffen. Jedes Zeichen kann eine Vielzahl von Bedeutungen haben. Klient und Therapeut können oder müssen sich zunächst ein ‚Repertoire' an möglichen Bedeutungen oder einen ‚Erfahrungshorizont' (Pape) erarbeiten.

Die Äußerungen, Erklärungen, Interpretationen des Klienten zu seinen Produkten zeigen die Veränderlichkeit im Umgang mit dem ‚Geheimnisträger' auf. Neben der Thematisierung bestimmter individueller Bezüge zu den Gestaltungen, kann der Klient die formale Beschreibung des Produktes, des Herstellungsprozesses, der Situation oder die Schwierigkeiten bei der Übertragung imaginierter Bilder in ein materiales Produkt verbalisieren oder wiederum in einem Bild darstellen! So kann die materiale, formale oder prozessuale Ebene im Umgang mit dem materialen Produkt als Möglichkeit ein Geheimnis zu bewahren bzw. zu kommunizieren genutzt werden. Und dies sowohl für den Klienten intrapersonal, als auch mit dem Therapeuten. Im Gegenzug dazu eröffnet sich dem Therapeuten und Betrachter die Möglichkeit Erkenntnissemiosen über das materiale Produkt zu bilden.

Bilder schweigen nicht

Kompetenz im Umgang mit den Produkten baut sich im therapeutischen Prozess über mehrere Stufen auf. Zunächst ist die Beschreibung des materialen Produktes ein Weg, um ein Geheimnis herzustellen. Der Klient beschreibt das Bild oder einzelne Element auf dem Hintergrund bewusster und unbewusster Entscheidungen über die Weitergabe von Informationen. Der Therapeut korreliert diese Beschreibungen mit den Elementen seiner Beurteilung und kann aus Unstimmigkeiten zwischen seiner Wahrnehmung und der Verbalisation des Klienten (oder dem Vorwissen über den Klienten) auf ein Geheimnis schließen. Formale Lösungen mit einem hohen Abstraktionsgrad auf der materialen Ebene bzw. der formalen Beschreibung, ermöglichen dem Klienten einen Schutzraum herzustellen: Eine Beschreibung kann deshalb sehr vage, wertfrei, unpersönlich usw. gehalten werden. Betensky nennt dies ‚Anonymität' – die Möglichkeit des Klienten temporär Schutz vor dem Therapeuten aufzubauen, bis er diesem sein Geheimnis anvertrauen kann. (1977: 178)

In der Kunsttherapie gibt es demnach verschiedene Formen und Produktionsmöglichkeiten des Geheimnisses. Bewusstes und unbewusstes Nicht–Darstellen von Information, aus der psychischen oder physischen Disposition des Patienten/ Klienten begründet. Das Bild/ materiale Produkt ist ein Element in der Herstellung eines Geheimnisses durch Abstraktion, Vielfalt der Elemente, technisches Können oder durch z.b. durch neurologische Erkrankungen bedingtes ‚Unvermögen', in bestimmten Fällen thematisch ausweichende Gestaltungen oder extreme Fokussierung. Ein weiteres Element ist die Beschreibung und Wertung (Beurteilung) eines Produktes auf der verbalen Ebene. Bei Klient und Therapeut liegen grundsätzlich unterschiedliche Erfahrungen in der Verbalisation materialer Produkte vor. Dazu kommen die Differenzen bzw. Repertoireverschiebungen, wie erworbene Sprachstörungen (Aphasie etc.) und die Situation, die sich durch den unterschiedlichen Erfahrungshintergrund von Klient und Therapeut ergeben. Aber auch im Falle einer stark gestörten Verständnisfähigkeit verbaler Sprache beim Klienten kann der Therapeut über eine (künstlerische) Handlung Produkte werten, beurteilen, über einzelne Bildelemente kommunizieren.

Das Geheimnis kann dabei Möglichkeitsraum für Klient und Therapeut sein: Der ‚Sicherheitsabstand' den ein Klient benötigt und gleichzeitig auch den Rahmen für die Innovation im kreativen Prozess bilden. Der Therapeut kann den ‚Sicherheitsabstand' einhalten bzw. bewusst herstellen, in dem er die phänomenologische Betrachtung der materialen Produkte z.B. auf der Ebene der Beschreibung von Materialauswahl und –einsatz hält. Für den Klienten bleibt damit nicht nur das Geheimnis gewahrt, sondern es erfährt eine positive Wertung/ Beachtung. Der Kunsttherapeut besitzt die Möglichkeit diese materialen Produkte als eigenständige Aussagen des Klienten im Sinnes eines ‚Austestens' und Beschreibens bzw. eines Auflösens seines Geheimnisses einzuschätzen.

Das Geheimnis als Möglichkeitsraum dient der positiven Charakterisierung einer Therapieform, die Klienten individuell und selbstbestimmt – ‚anonym' (Betensky) – Persönlichkeitsveränderung ermöglicht. Dass das „Problem, die Beschwerde oder das Symptom eines Klienten dem Therapeuten im einzelnen nicht bekannt sein [muss]" (Schottenloher) beschreibt im Zusammenhang mit dem Bild als ‚container' (Robbins) und der Auffassung, dass Kommunikation im Prinzip immer möglich ist (Wichelhaus) die Kunsttherapie als Therapieform in der der Klient die maximale Möglichkeit erhalten kann, kreative Lösungen für sein Problem zu finden und sich Therapeut und Klient kontinuierlich diesem annähern können.

www.ArtTherapyServiceNet.glosse

In einem Altenheim greift jemand vom Pflegepersonal zur Digitalkamera. Die Dienstagsmalgruppe von Station 2 hat ihre Ergebnisse zum trocknen auf dem Flur ausgelegt. Die Bilder sind schnell aufgenommen. Die Daten aus der Digitalkamera werden in den heimeigenen PC mit Internetanschluss geladen und der Verbindungsaufbau zum ‚Art Therapy Service Net' gestartet.

Die Verbindung zum ‚Interpretationsmodul' steht nach wenigen Minuten. Die Datenübertragung kann beginnen. Jedes Bilder wird per Kennwort automatisch der bestehenden Patientendatei zugeordnet. Die Homepage des ‚Art Therapy Service Net' ist interaktiv und erlaubt es auch dem Laien schnell und unkompliziert Produkte abzusetzen. Sind die Patienten angemeldet und die persönlichen Daten aufgenommen, lassen sich die Serviceangebote jederzeit nutzen. Nach dem Upload der Bilder klickt man auf die entsprechende Kategorie: Standart, Extended, Crisis. Wünsche nach Bildinterpretationen werden schnell und umfangreich beantwortet. Kritische Faktoren in der formalen Struktur werden mit großer Präzision und immer sehr zutreffend analysiert. Die Ergebnisse werden auch für den Laien verständlich formuliert und können aus dem ‚Art Therapy Service Net' heruntergeladen werden und je nach Wunsch oder Verwendungszweck ausgedruckt oder im Heimnetzwerk weitergegeben werden.

Der Service beschäftig ausschließlich Fachpersonal. Die wissenschaftliche Qualität steht außer Zweifel. Das Angebot wurde mehrfach mit Wissensschaftspreisen bedacht, von allen Dachverbänden der Kunsttherapeuten empfohlen und als Innovativ ausgezeichnet.

Die wissenschaftliche Begründung für die Möglichkeit der interaktiven, global vernetzten Kunsttherapie hat auch Kritiker überzeugt: Eine unabhängige Interpretation eröffnet die Möglichkeit zur theorievergleichenden und –übergreifenden Betrachtung der Produkte. Die daraus resultierende Offenheit der Interpretation ermöglicht eine unabhängige Evaluation der Therapie und der therapieimmanenten Entscheidungen. Die offenen Foren, auch ‚InterpretationRooms' genannt, erlauben es, die dafür zugelassenen Patientenarbeiten von allen eingelogten Therapeuten besprechen zu lassen. Die Möglichkeiten der Interpretation durch in den Therapieprozess nicht involvierte Betrachter, eröffnen neuen Formen der Kommunikation. Es entsteht ein Metatext der z.B. auch in supervidierenden Kontexten eingesetzt werden kann. Kunsttherapeutische Interpretation auf der Basis eines Netzwerkes, zeigt sich in seiner als globalen Anwendung als effektiv. Betrachter können durch den medialen Zugang weltweit relevante interpretative Kontexte konstituieren. Die Kunsttherapeutin in New York kann ihre Auffassung genauso gut und schnell übermitteln wie die Therapeutin aus Osnabrück. Studierende der einzelnen Ausbildungsinstitute können die Entwicklung von Bildfolgen mitverfolgen und gleichzeitig am Prozess lernen. Die Interpretation ist damit nicht mehr abhängig von personalen Kontakten, sondern kann in Form eines Foreneintrags global allen Interessierten zugänglich gemacht werden. Die Kunsttherapie wird interaktiv: Ein Handy mit Kamera genügt! Interpretationen sind Metatexte und können als globales ‚brainstorming' dem Produzenten präsentiert werden. Kunsttherapie ist ein mediales Dienstleistungsangebot.

Zukunftsvision oder Horrorszenario? Ist die Kunsttherapie noch weit davon entfernt oder sind bestehende Strukturen diesem Szenario nicht schon sehr ähnlich? Besteht die Gefahr, dass die so entstandenen Interpretationen eklektisch sind? Muss man nicht sogar die Frage stellen, ob Therapeuten die Interpretation des Produktes noch als ihre Aufgabe in der Kunsttherapie ansehen? Ist die qualifizierte Bildinterpretaion nicht zugunsten einer faktenorientierten Beschreibung dynamischer Therapieprozesse abgelöst worden?

http://www.ArtTherapySericeNet.glosse?

Literatur

Aissen-Crewett, M.: Methodik der Dramatherapie. Potsdamer Beiträge zur ästhetischen Theorie, Bildung und Therapie 4. Potsdam 1999 (Universitätsdruck).

Andersen, H. (Hrsg.): Das reflektierende Team. Dortmund 1990.

Battegay, R.; Trenkel, A.: Die therapeutische Beziehung unter dem Aspekt verschiedener psychotherapeutischer Schulen. Bern 1978.

Bayer, U.: Semiotik und Ontologie. Semiosis 74/75/76, Baden-Baden 1994, 3-34.

Benedetti, G.: Psychotherapie als existentielle Herausforderung. Göttingen 1992

Bense, M.: Semiotik. Allgemeine Theorie der Zeichen. Baden-Baden 1967.

Bense, M.: Zeichen und Design. Semiotische Ästhetik. Baden-Baden 1971.

Bense, M.: Angewandte Semiotik und Theorie des Designs. Papers des Institutes für Philosophie und Wissenschaftstheorie, Universität Stuttgart, 1-13. Stuttgart 1973.

Bense, M.: Semiotische Prozesse und Systeme in Wissenschaftstheorie und Design, Ästhetik und Mathematik. Baden-Baden 1975.

Bense, M.: Die Unwahrscheinlichkeit des Ästhetischen und die semiotische Konzeption der Kunst. Baden-Baden 1979.

Berlyne, D.E.: Aesthetics and Psychobiology. New York 1971.

Betensky M. G.: The Phenomenological Approach to Art Expression and Art Therapy. Art Psychotherapy, 1977 (4) 173-179.

Betensky, M. G.: What Do You See? Phenomenology of Therapeutic Art Expression. London 1995.

Bischof, N.: Struktur und Bedeutung. Eine Einführung in die Systemtheorie für Psychologen [1995]. Bern 1998.

Dauchert, H.: Künstlerische und Kunstpädagogische Beurteilungsmöglichkeiten der gestalterischen Tätigkeit von Senioren. In: Sprinkart, K.P. (Hrsg.): Kreativität im Alter. Bericht über ein Symposium. Mittenwald 1979, 117-143.

de Shazer, S.: Der Dreh: Überraschende Wendungen und Lösungen in der Kurzzeittherapie [1989]. Heidelberg 1995

Dewey, J.: Kunst als Erfahrung [1935]. Frankfurt 1995.

Dowd J. J.: Aging as Exchange: A Preface to Theory. Journal of Gerontology 1975 (5) 30, 584-594.

Egger, B.: Lösungsorientiertes Malen. Ein Kurzzeit–Therapiemodell. In: Kraus, W. (Hrsg.): Heilkraft des Malens. Einführung in die Kunsttherapie. München 1996

Fiedler, K.: Schriften zur Kunst [1887] 2 Bd. Hrsg. G. Böhm. München 1991.

Freud, S.: Die Übertragung. (Vorlesung XVII) [1940]. In: Freud, S.: Vorlesungen zur Einführung in die Psychoanalyse. Frankfurt am Main 1991, 411-427.

Furrer, W.: Unbewusste Kommunikation. Psychotherapeutische Kommunikation, sichtbar gemacht in Zeichnungen von Analytiker und Patient. (vorm. Objektivierung des Unbewussten [1969]) Bern 1977

Glas, A.: Die Bedeutung der Darstellungsformel in der Zeichnung am Beginn des Jugendalters. Frankfurt am Main 1999.

Goffman E.: Interaktionsrituale. Über Verhalten in direkter Kommunikation [1967]. Frankfurt am Main 1986.

Götz, K.O.; Götz, K.: Probleme der Bildästhetik. Düsseldorf 1972.

Gregory. R. L.: Auge und Gehirn. Psychologie des Sehens[1989]. Reinbek bei Hamburg 2001

Hampe, R.: Im Bild sein. Imagination und Gestalterleben. In: Sein im Bild. Im Bild sein. Dokumentation der DFKGT–Jahrestagung. Nürtingen 1999, 59-66.

Hanus, O.K.: Einsicht und Wandlung. In: Baukus, P.; Thies, J. (Hrsg.): Kunsttherapie. 2. Auflage, Stuttgart 1997, 100-114.

Harms, E.: The Psychology of Formal Creativeness: I. Six Fundamental Types of Formal Expression. Journal of Genetic Psychology. 1946, 69, 97-120.

Ingarden, R.: Erlebnis, Kunstwerk und Wert. Vorträge zur Ästhetik 1937–1967. Tübingen 1969.

Khan, M. R.: Erfahrungen im Möglichkeitsraum [1983].Eschborn bei Frankfurt am Main 1997.

Khan, M.R.: Silence as Communication. In: Khan. M. R.: The Privacy of the Self. London 1974, 168-180. (dt. siehe: Khan, M. R. 1997)

Kelly, G.: The Psychology of Personal Constructs. New York 1955.

Kobbert, M. J.: Kunstpsychologie. Kunstwerk, Künstler und Betrachter. Darmstadt 1986.

Kramer, E.: Kunst als Therapie mit Kindern. München 1991.

Laing, R. D.: Phänomenologie der Erfahrung [1967]. Frankfurt am Main 1979.

Laing, R. D.; Phillipson, H.; Lee, A. R.: Interpersonelle Wahrnehmung [1966]. Frankfurt am Main 1971.

Langer S.K.: Philosophie auf neuem Weg. Das Symbol im Denken, Ritus und in der Kunst [1942]. Berlin 1965.

Leuner, H.: Lehrbuch des Katathymen Bilderlebens: Grundstufe, Mittelstufe, Oberstufe [1987]. Bern 1989.

Limberg, R.: Kunsttherapie bei frühen Störungen. Strukturbildung und Identitätsentwicklung mit den Mitteln der Kunst. Aachen 1998

Maslow, A. H.: Motivation und Persönlichkeit. Olten 1977

Mayer, D.: Versprechen eines Wundertäters. Hamburg 1993.

Morris, Ch. W.: Ästhetik und Zeichentheorie. In: Henrich, D.; Iser, W. (Hrsg.): Theorien der Kunst. Frankfurt am Main 1993, 356-381.

Nöth, W.: Handbuch der Semiotik. 2. Auflage. Stuttgart 2000.

Nucho. A. O.: The Psychocybernetic Model of Art Therapy. Springfield 1987.

Pape, H.: Erfahrung und Wirklichkeit als Zeichenprozess. Charles S. Peirce Entwurf einer Spekulativen Grammatik des Seins. Frankfurt am Main 1989.

Peirce, Ch. S.: Naturordnung und Zeichenprozess. Schriften über Semiotik und Naturphilosophie [1988]. Hrsg.: H. Pape. Frankfurt am Main 1991.

Rhyne, J. Drawings as Personal Constructs: A Study in Visual Dynamics. University of California, Santa Cruz 1979. [UMI Zeebroad Ann Arbor]

Richter, H. G.: Die Kinderzeichnung. Entwicklung, Interpretation, Ästhetik [1987]. Berlin 1997

Robbins, A.: The Artist as Therapist. New York 1987.

Robbins, A. (Ed.): Expressive Therapy [1980]. New York 1986.

Robbins, S.: The Healer as Therapist. In: Robbins, A. (Ed.) Therapeutic Presence. Bridging Expression and Form. London 1998, 121-141.

Rohr, S.: Über die Schönheit des Findens. Die Binnenstruktur des menschlichen Verstehens nach Charles S. Peirce. Abduktionslogik und Kreativität. Stuttgart 1993.

Rycroft, C.: A Critical Dictionary of Psychoanalysis. London 1968.

Schiefer, H. J.: Ein kreativ–dramatischer Ansatz. Psychodrama und Kunsttherapie. In: Baukus, P.; Thies, J. (Hrsg.) Kunsttherapie. 2. Auflage. Stuttgart 1997, 296-304.

Schmalriede, M.: Bemerkungen zum Interpretanten bei Ch. S. Peirce. In: Bense, M. (Hrsg.): Semiosis. Baden-Baden 1976, 26-31.

Schlippe, A. v.; Schweitzer, J.: Lehrbuch der systemischen Therapie und Beratung. Göttingen 1997.

Schmalriede, M.: Semiotische Pragmatik. Betrachtung von Zeichensystemen unter dem Aspekt ihrer Pragmatik. In: Brög. h. (Hrsg.): Probleme der Semiotik unter schulischem Aspekt. Ravensburg 1977, 157-174.

Schmeer, G.: Krisen auf dem Lebensweg. Psychoanalytisch–systemische Kunsttherapie. München 1994.

Schoeneberg, A.: Rehabilitative Kunsttherapie älterer und alter Menschen. Ein Ansatz auf der Basis semiotisch-ästhetischer Erkenntnistheorie. Brühl 2002.

Schoeneberg, A.: Produktneid. Kunsttherapeutische Erfahrungen im Zusammenhang mit der Bewertung von Patientenbildern einer geriatrischen Klinik. Z.f. Musik-, Tanz- und Kunsttherapie 1999, 10 (4), 205-210.

Schoeneberg, A.: Kunsttherapie. Kommunikationsmöglichkeit über Grenzen. not – Fachzeitschrift der Schädel–Hirnverletzten 1998 (1), 28-30.

Schottenloher, G.: Weg als Ziel. Bildnerisches Gestalten als Therapie? In: Schottenloher, G. (Hrsg.): Wenn Worte fehlen, sprechen Bilder. Bildnerisches Gestalten und Therapie. Künstler als Therapeuten? München 1994, 28-52.

Schulz, F.: Das bildnerische Talent und seine Entwicklung in der Ontogenese. Eine Studie zur Ausprägung der Künstlerpersönlichkeit. Habilitationsschrift an der Karl-Marx-Universität Leipzig. Leipzig 1987 [Matrizenvervielfältigung]

Selle, G.: Gebrauch der Sinne. Eine kunstpädagogische Praxis [1988]. Reinbek bei Hamburg 1993.

Trevor-Roper, P.: Der veränderte Blick. Über den Einfluss von Sehfehlern auf Kunst und Charakter [1979]. München 2001.

Türk, K. H.: Aspekte zur Raum– und Formtherapie. In: Thies, J; Türk, K. H.: Kunsttherapie und neues Menschenbild. Dialoge und Wege. Nürtingen 1988.

Vernon, M. D.: Wahrnehmung und Erfahrung [1977]. Eschborn bei Frankfurt am Main 1997.

Walter, E.: Allgemeine Zeichenlehre. Stuttgart 1974.

Walter, E.: Charles Sanders Peirce. Leben und Werk. Baden-Baden 1989.

Wichelhaus, B.: Semiotische Grundlagen der Thema–Generierung auf semiotischer Basis. Unter besonderer Berücksichtigung der Applikationsbereiche allgemeiner und sonderpädagogischer Kunstdidaktik. Aachen 1989.

Wichelhaus, B.: Grundlagentheoretische Betrachtungen zur Kunsttherapie. In: Wichelhaus, B. (Hrsg.): Kunsttheorie, Kunstpsychologie, Kunsttherapie. Berlin 1993.

Wiesing, L.: Die Sichtbarkeit des Bildes. Geschichte und Perspektiven der formalen Ästhetik. Reinbek bei Hamburg 1997.

Winnicott, D. W.: Vom Spiel zur Kreativität [1958]. Stuttgart 1974.

Zygowski, H. (Hrsg.): Psychotherapie und Gesellschaft. Therapeutische Schulen in der Kritik. Reinbek bei Hamburg 1987.

Kontakt über

arnd.schoeneberg@gmx.de